Pocket Manual of Sedation

鎮静
ポケットマニュアル

監修／**安宅一晃**
奈良県総合医療センター集中治療部 部長

編著／**駒澤伸泰**
大阪医科大学麻酔科学教室 助教

中外医学社

■執筆者一覧（執筆順）

安宅一晃	奈良県総合医療センター集中治療部 部長
駒澤伸泰	大阪医科大学麻酔科学教室 助教
羽場政法	国保日高病院麻酔科 部長
瀬尾憲司	新潟大学歯学部歯科麻酔学 教授
植木隆介	兵庫医科大学麻酔科学疼痛制御科学講座 講師
虻川有香子	東京慈恵会医科大学附属病院麻酔科学講座 講師
上嶋浩順	昭和大学病院麻酔科 講師
森本康裕	宇部興産中央病院麻酔科 診療科長
中川雅史	東京女子医科大学集中治療科 准教授
川邊睦記	兵庫医科大学歯科口腔外科学講座 助教
岸本裕充	兵庫医科大学歯科口腔外科学講座 主任教授
植木隆介	兵庫医科大学麻酔科学疼痛制御科学講座 講師
國政 啓	大阪国際がんセンター呼吸器内科 診療主任
木村円花	大阪国際がんセンター呼吸器内科 診療主任
鹿原史寿子	兵庫県立こども病院麻酔科 医長
香川哲郎	兵庫県立こども病院麻酔科 部長
日下あかり	島根大学麻酔科
古谷健太	新潟大学地域医療教育センター魚沼基幹病院麻酔科 特任講師
野村岳志	東京女子医科大学集中治療科 教授

緒　言
―院内多職種で創る鎮静医療安全―

　米国麻酔科学会は，1993年に『非麻酔科医のための鎮静・鎮痛薬投与に関する診療ガイドライン』（Practice Guidelines for Sedation and Analgesia by Non-Anesthesiologists. An Updated Report by the American Society of Anesthesiologists Task Force on Sedation and Analgesia by Non-Anesthesiologists）を発表し，2002年に改訂した．このガイドラインは，全ての職種，診療科に対する鎮静の基本を示している．その後，鎮静に関するさまざまなガイドラインが上梓されたが全てはこれを基本にしている．

　医学シミュレーション学会鎮静委員会は，各診療科の医師，歯科医師，看護師などを含めた医療従事者を対象とした鎮静トレーニングコース（SED実践セミナー，2016年に鎮静実践セミナーに改称）を開発した．学習目標を明確化し，コース開催を重ねる中で，教育工学を活用してコース設計改善を継続的に行っている．

　多くのシミュレーション講習会と同様に，形式的な内容では，受講生の意識変化もしくはアクティブラーニング活性化にとどまると感じた．そして，学習効果をあらわすカークパトリックモデルのレベル1もしくはレベル2は超えられない，と考え，コース改良を目指した．この取組の中で気付いたことは，「鎮静が行われる場所，診療科はさまざまであり，鎮静の医療安全向上には多職種間のコンセンサスが必要」ということである．すなわち，1つの診療科，職種だけが安全を唱えても安全性は向上しない．鎮静の危険性を認識し，多職種連携で「鎮静の医療安全を創る」ことが求められている．そして，多職種連携により，各病院での実際の鎮静医療安全の向上につながるカークパトリックモデルの

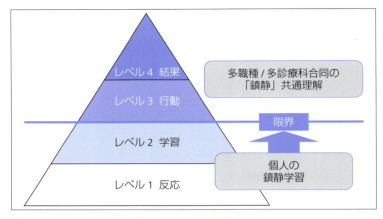

図 学習効果をあらわすカークパトリックモデル

レベル4が達成できる，という結論に至った 図．

　このポケットマニュアルは特定の診療科に限定されず，全ての鎮静に関わる医療スタッフを対象にしている．是非とも，病院全体でこの書をご覧いただき，多職種で鎮静医療安全を構築いただきたい．

　現在，医療の質を評価するJoint Commission International（JCI）が注目されている．JCIの14分野1,220項目にわたる医療システム審査項目に「鎮静の質の向上」が含まれている．これは，適切な鎮静管理方法，副作用対応への危機意識を重視し，各分野での鎮静に対する医療安全意識の活性化を期待していることの裏付けである．このポケットマニュアルが，鎮静多職種連携における共通認識として機能し，鎮静医療安全体制が向上することを祈念する．

　　　2018年10月吉日

　　　　　　　　　　　　　　　　　　　　　　　　　編著者　記

目　次

緒言 院内多職種で創る鎮静医療安全 〈駒澤伸泰〉

総論 鎮静ガイドラインと実践応用

1. 中等度鎮静の目的 〈安宅一晃〉 2
2. 鎮静の危険性 〈安宅一晃〉 6
3. 鎮静の適応 〈安宅一晃〉 11
4. 非麻酔科医のための鎮静・鎮痛薬投与に関する
   診療ガイドライン（ASA-SED） 〈駒澤伸泰〉 15
5. 鎮静前の絶飲食 〈駒澤伸泰〉 21
6. 鎮静前患者説明 〈駒澤伸泰〉 24
7. 鎮静前のリスク評価 〈駒澤伸泰〉 26
8. 鎮静前の気道・呼吸評価 〈駒澤伸泰〉 29
9. 薬剤投与の原則 〈羽場政法〉 32
10. 鎮静深度評価法 〈羽場政法〉 36
11. 鎮静中のモニタリング 〈瀬尾憲司〉 44
12. 鎮静終了時の注意点 〈瀬尾憲司〉 47
13. 拮抗薬投与時の注意点 〈瀬尾憲司〉 50
14. 鎮静後のモニタリング 〈植木隆介〉 53
15. 鎮静後酸素投与 〈植木隆介〉 61
16. 鎮静後の退室基準 〈植木隆介〉 68

各 論

Ⅰ 患者対応と医療安全

1. 鎮静前の不安への対応……………………………〈蛇川有香子〉　76

2. 鎮静前の病棟からの申し送りで
　　確認・注意すること……………………………〈蛇川有香子〉　80

3. 点滴確保時の注意点……………………………………〈上嶋浩順〉　83

4. 経皮的酸素飽和度（SpO_2）の評価と注意点……〈上嶋浩順〉　86

5. 主な鎮静薬・鎮痛薬とその注意点………………………〈安宅一晃〉　90

6. 処置時鎮静における
　　局所麻酔薬の意義と注意点……………………………〈森本康裕〉　95

7. 鎮静中の看護師の役割……………………………………〈森本康裕〉　99

8. 鎮静後の患者さんの移動・搬送時の注意点……〈中川雅史〉　102

9. 鎮静終了後の
　　患者退室時申し送り事項と患者指導……………〈森本康裕〉　106

各 論

Ⅱ 各領域の鎮静医療安全

1. 歯科鎮静時の問題点と注意点…………〈川邊睦記　岸本裕充〉　110

2. 消化器内視鏡鎮静時の問題点……………………………〈駒澤伸泰〉　116

3. カテーテル検査鎮静時の注意点………………………〈植木隆介〉　119

4. 気管支鏡鎮静の問題点と注意点………〈國政 啓　木村円花〉　127

5. 局所麻酔時の鎮静の問題点と注意点……………………〈羽場政法〉　134

6. 小児処置鎮静時・MRI 鎮静時の
　　注意点と問題点………………………〈鹿原史寿子　香川哲郎〉　138

目　次

各　論
Ⅲ　鎮静中の急変対応の注意点

1. 鎮静のセーフティーネットとしての
   院内急変対応システム……………………………〈駒澤伸泰〉　152

2. 過鎮静時の急変
   ─現場対応者と応援者がするべきこと………〈日下あかり〉　155

3. 過鎮静時の緊急対応─基本的な考え方……………〈古谷健太〉　161

4. 鎮静時に用意すべき救急カート……………………〈古谷健太〉　166

5. 過鎮静時の気道確保………………………………〈駒澤伸泰〉　171

6. 過鎮静時の心停止対応……………………………〈駒澤伸泰〉　174

各　論
Ⅳ　院内の鎮静医療安全を高めるための訓練

1. 国際認証における鎮静医療安全の位置づけ……〈野村岳志〉　180

2. 鎮静医療安全向上のために………………………〈駒澤伸泰〉　186

3. 鎮静多職種連携構築のための
   シミュレーション教育の意義……………………〈駒澤伸泰〉　189

4. シミュレーションを用いた鎮静トレーニング‥〈駒澤伸泰〉　193

5. 鎮静トレーニングコースにおける
   気道確保の目的……………………………………〈駒澤伸泰〉　198

6. 鎮静トレーニングコースにおける薬剤カードを用いた
   グループディスカッション………………………〈駒澤伸泰〉　201

7. 鎮静トレーニングコースにおける
   シナリオトレーニングの意義……………………〈駒澤伸泰〉　204

8. 院内型鎮静トレーニングコースの必要性…………〈羽場政法〉　208

9. 院内鎮静トレーニングコースの
　学習目標の設定⋯⋯⋯⋯⋯⋯⋯⋯⋯⋯⋯⟨羽場政法⟩　211

巻末資料　米国麻酔学会『処置目的の中等度鎮静に関する
　ガイドライン 2018 年度版』のまとめ⋯⋯⋯⋯⋯⋯⋯⋯⋯215

あとがき⋯⋯⋯⋯⋯⋯⋯⋯⋯⋯⋯⋯⋯⋯⋯⋯⋯⋯⋯⋯⋯221

索引⋯⋯⋯⋯⋯⋯⋯⋯⋯⋯⋯⋯⋯⋯⋯⋯⋯⋯⋯⋯⋯⋯⋯223

総論
鎮静ガイドラインと実践応用

総論 1

中等度鎮静の目的

鎮静 / 鎮痛とは

　鎮静や鎮痛は医療現場で日常ごく普通に行われている．鎮静からすぐにイメージされるのは夜間せん妄，特に集中治療室で人工呼吸中のせん妄に対する治療である．実はこれは院内で行われている鎮静の一部にすぎない．実際，院内ではさまざまな場面で鎮静，特に静脈内投与が行われている．例えば術後の鎮痛と鎮静の静脈内投与は一般的である．特に危険なものはカテーテルや内視鏡の際や小児ではMRIや心エコーの時のような処置時の鎮静である．2002年に米国麻酔学会（ASA）が『非麻酔科医のための鎮静 / 鎮痛のガイドライン』を発表して全米でもかなり鎮静薬の危険性の認識が高まった[1, 2]．さらに，2018年には改定されている[3]．つまり，鎮静薬は危険な薬で使用法を誤れば，患者を危険にさらすことになり，安易に使用すべきでない．

目的

　ASAの『非麻酔科医のための鎮静 / 鎮痛ガイドライン』では"臨床医が患者に鎮静 / 鎮痛（sedation/analgesia）に伴う危険を最小限にしながら，その利益を提供できるようにすることである．鎮静 / 鎮痛には一般的に①不安，不快，あるいは痛みを解消することで患者が不快な処置に耐えられるようにすること，②子供や非協力的な成人に対して，鎮静 / 鎮痛によって不快ではないが患者が動かない必要がある処置を素早くできるようになること，という2つの利益がある"としている．さらに"これらの鎮静の施行によって循環抑制や呼吸抑制をもたらすことがあるので，そのような場合は迅速かつ適切に対処し，低酸素性脳障害，

心停止，または死を回避しなければならない．反対に鎮静／鎮痛が十分でないと患者の協力が得られないことや，ストレスに対する生理・心理反応によって患者にとって不快もしくは何らかの障害をもたらす結果になる"としている．

つまり，①鎮静／鎮痛は処置がすばやくできること，②心停止や呼吸抑制の合併症をできるだけ減らすことを目的としている．

鎮静深度の定義

2002年ASAは『非麻酔科医のための鎮静／鎮痛ガイドライン』作成にあたり，鎮静深度に関して定義を行った[1,2] 表1．定義では反応性，気道，自発呼吸，循環に応じて，①最小限鎮静，②中等度鎮静／鎮痛，③深い鎮静／鎮痛，④全身麻酔の4つに分類した．それぞれの鎮静度は明確に区分されているものではなく，連続したものでさまざまな条件で深鎮静や全身麻酔となる可能性がある．特に危険とされる処置時の鎮静は中等度鎮静に定義される部分である．中等度鎮静では反応性は呼びかけや触覚刺激で目的のある反応を示し，気道は開存のために介入必要なく，自発呼吸は十分あり，循環は維持されていると定義されている．

表1 全身麻酔および鎮静・鎮痛のレベルの定義

	最小限鎮静	中等度鎮静	深い鎮静	全身麻酔
反応性	呼名で正常反応	言葉での刺激に対し意図のある動き	連続刺激や疼痛刺激で意図のある動き	疼痛刺激を受けても覚醒しない
気道	無影響	介入必要なし	介入が必要な可能性	しばしば介入必要
自発呼吸	無影響	十分である	不十分な可能性	しばしば不十分
循環	無影響	通常保持される	通常保持される	破綻する可能性あり

しかし，これらは処置の侵襲度や患者側要因によってどのような反応をするか予測できない．鎮静深度が深くなったり，浅くなったり常にモニターが必要である．

特に深鎮静より深くなった場合には気道確保など全身麻酔に準じた対応が必要となる．そのためには事前に準備が必要である．

処置の侵襲度評価と患者評価

中等度鎮静は処置の侵襲度や患者側要因によって決まる．さらに，処置時間の長さも考慮が必要である．この3つのパラメーターバランスを取りながら行う必要がある．

①侵襲度
　1）侵襲度は処置によって違う
　2）一連の処置のなかでも侵襲度は違う

②鎮静の深さ（患者側）
　1）年齢，性別，基礎疾患，腎機能，肝機能など
　2）薬物の効果，代謝，体内分布

③処置時間

これら3つのパラメータのバランスを考えながら，鎮静薬や鎮痛薬の選択，投与量，投与間隔を決定する．それでも予定どおりに行くのではないので，常に状態の変化を捉えて緊急対応できるようにしておく必要がある．

処置終了後

処置終了と鎮静/鎮痛終了は同じではない．処置が終われば侵襲が一気になくなり，鎮静深度が深くなる可能性も考えておく必要がある．基本的には反応性が中等度鎮静よりも悪い状態で帰室あるいは帰宅させることは非常に危険である．回復室あるいは確実に回復することを確認後

帰室または帰宅させるべきである.

Point

- ✓ 中等度鎮静の目的を明確にする
- ✓ 鎮静深度の定義と,連続性がある
- ✓ 処置の評価と患者評価をする
- ✓ 鎮静終了後の患者評価をする

▶文献

1) Practice Guidelines for Sedation and Analgesia by Non-Anesthesiologists. An Updated Report by the American Society of Anesthesiologists Task Force on Sedation and Analgesia by Non-Anesthesiologists. Anesthesiology. 2002; 96:1004–17.
2) 駒澤伸泰, 中川雅史, 安宅一晃, 他. 非麻酔科医による鎮静/鎮痛に関する診療ガイドライン. 非麻酔科医による鎮静/鎮痛に関する米国麻酔科学会作業部会による改訂情報. 2012: 7; 医療の質・安全学会誌. 162-81. (文献1の翻訳)
3) Practice Guidelines for Moderate Procedural Sedation and Analgesia 2018: A Report by the American Society of Anesthesiologists Task Force on Moderate Procedural Sedation and Analgesia, the American Association of Oral and Maxillofacial Surgeons, American College of Radiology, American Dental Association, American Society of Dentist Anesthesiologists, and Society of Interventional Radiology. Anesthesiology. 2018; 128: 437-79.

〈安宅一晃〉

総論 2　鎮静の危険性

鎮静の連続性

中等度鎮静は侵襲度や薬物の投与量・間隔で深鎮静や全身麻酔となる可能性は高い　表1 .

鎮静深度の定義でも反応性，気道，自発呼吸，循環が指標とされているが，これらが変化していくと考えればよい．当然，全身麻酔となれば気管挿管や静脈路確保などが必要となる．鎮静は軽微であるという認識は捨てるべきである．

モニター

ASA の『非麻酔科医のための鎮静/鎮痛ガイドライン』では意識レベル，自発呼吸（換気），酸素化，循環動態をモニターすべきであるとしている[1,2].

基本モニタリング，追加モニタリング，補助器具を準備しておく必要

表1 **全身麻酔および鎮静・鎮痛のレベルの定義**

	軽い鎮静	中等度鎮静	深い鎮静	全身麻酔
反応性	呼びかけで正常反応	呼びかけに対し意図のある動き	連続刺激や痛み刺激で意図のある動き	痛み刺激を受けても覚醒しない
気道	無影響	介入必要なし	介入が必要な可能性	介入必要
自発呼吸	無影響	十分である	不十分な可能性	不十分
循環	無影響	通常保持される	通常保持される	破綻する可能性あり

総論：鎮静ガイドラインと実践応用

表2 患者のモニタリングと補助器具
基本モニタリング
● パルスオキシメータ
● 心電図
● 自動非観血的血圧測定
● カプノグラム
追加モニタリング
● BIS モニター
● 観血的血圧測定装置
● 体温
● 超音波診断装置（エコー）
補助用具
● 聴診器
● 照明
● 除細動器
● 救急カート
● 薬物，輸液

がある 表2 ．

■ 意識レベル

　指示に対する患者の反応は，鎮静中の意識レベルへの手掛かりになる．口頭反応があれば同じく患者が呼吸していると判断できる．非常に強い刺激を与えたときにのみ逃避反射がある患者は，全身麻酔の状態に近い深い鎮静度にあると判断できる．ただし，患者の意識レベルをモニタリングすることが，患者予後を改善するか，また，危険を低下させるかどうかは研究がない．しかし，意識レベルのモニタリングが中等度と深い鎮静両方において危険を減少すると考えられる．

■ 換気

　鎮静／鎮痛に伴う合併症の主な原因は，薬物によって引き起こされる

呼吸抑制と気道閉鎖である．中等度以上の深度の鎮静では，換気を視診ないしは聴診によってモニタリングすることは鎮静／鎮痛に伴う有害事象の危険を減少させると考える．例えば，カプノグラムは深い鎮静における危険を低下させる．ただし，換気と酸素化は同じ生理学的な機能ではないので，パルスオキシメーターは換気機能の監視にはなりえない点は重要である．

■酸素化

鎮静薬・鎮痛薬を与えられた患者において，パルスオキシメーターによって酸素飽和度の低下と低酸素血症を効果的に検出することができ，パルスオキシメーターを使った低酸素血症の早期発見が，心停止や死亡のような有害事象の可能性を減少させると考えられる．

■循環動態

鎮静薬と鎮痛薬投与の結果，血液量減少や侵襲に対する反応ができないとか，鎮静／鎮痛が不十分な場合に，高血圧，頻脈が発生するかもしれない．心拍数と血圧の変化を早期に捉えることによって，適切に介入でき，これらの合併症の危険を減少させる可能性がある．中等度と深い鎮静のどちらにおいても，バイタルサインの規則的なモニタリングが有害事象の可能性を減少させると考えられる．中等度と深い鎮静の両方において，安定した鎮静度が一旦確立した時点から5分間隔でバイタルサインをモニターする必要がある．同時に中等度以上の鎮静では心電図モニターが必要である．

危険性の認識と対応

必要な鎮静に対する適切なモニターは必須であり，その鎮静度によってやや異なる 表3 ．さらに，患者を直接観察できるトレーニングも必要である．処置を実施している医師自身が鎮静／鎮痛中の患者の状態を認識することは難しい．中等度の鎮静において，処置を実施している医

総論：鎮静ガイドラインと実践応用

表3 鎮静の深度によるモニター

中等度鎮静

- 血圧（非観血的，観血的）
- パルスオキシメータ
- 心電図
- カプノグラム
- 挿管では追加モニタリング

深鎮静あるいは全身麻酔

- 血圧（非観血的，観血的）
- 可能なら中心静脈圧，肺動脈圧
- パルスオキシメータ
- 心電図
- 体温
- カプノグラム

師以外が患者モニタリング担当者として患者の状態をモニターで観察することが，鎮静に伴うリスクを軽減するので必須である．そのため患者モニタリングの担当者は鎮静/鎮痛に伴う合併症を認識できるようトレーニングが必要である．また鎮静/鎮痛状態は連続性があるので，中等度の鎮静でも常に深い鎮静もしくは全身麻酔になることを念頭において対応できる必要がある．中等度以上の深度の鎮静では，一次救命処置（BLS）の技能（心肺蘇生法，バッグバルブマスク換気）が必要で，二次救命処置（ACLS）の技能（例えば気管挿管法，除細動，蘇生薬物療法の使用）を持った者が即時応対可能なようにしておく，あるいは院内迅速対応システム（RRS）の整備が必要である．

🔮 Point

- [x] 中等度鎮静は侵襲度や薬物の投与量・間隔で深鎮静や全身麻酔となる
- [x] 中等度鎮静における各モニタリングの意義を理解する
- [x] 特に換気モニターは重要である
- [x] 鎮静担当者の対応として救命措置は必須であり，病院として迅速対応システム（RRS）の整備も必要である

▶文献

1) Practice Guidelines for Sedation and Analgesia by Non-Anesthesiologists. An Updated Report by the American Society of Anesthesiologists Task Force on Sedation and Analgesia by Non-Anesthesiologists. Anesthesiology. 2002; 96: 1004-17.

2) 駒澤伸泰, 中川雅史, 安宅一晃, 他. 非麻酔科医による鎮静／鎮痛に関する診療ガイドライン. 非麻酔科医による鎮静／鎮痛に関する米国麻酔科学会作業部会による改訂情報. 2012: 7; 医療の質・安全学会誌. 162-81. （文献1の翻訳）

〈安宅一晃〉

総論 3 鎮静の適応

適応検査 / 処置

鎮静下で非麻酔科医が行われる処置はさまざまである 表1. さらに，小児や意思疎通が困難な患者で不動化が必要な検査や処置，例えばMRI などでも鎮静が必要である.

部署別にすると，①内視鏡検査 / 処置，②放射線検査 / 処置，③心臓カテーテル検査 / 処置，④救急部の処置，⑤小児，⑥歯科処置などが想定できる.

内視鏡検査 / 処置

内視鏡検査 / 処置の多くが中等度鎮静を行っている. 日本でも 2013 年に『内視鏡診療における鎮静に関するガイドライン』が発表されている[1]. このなかで，上部内視鏡検査はベンゾジアゼピン系薬剤で中等度鎮静が得られるとしている[1]. 米国でも全体の 3/4 がオピオイドとベンゾジアゼピンの組み合わせであったと報告している[2]. ただし，呼吸・循環系の合併症は 1,000 例に 1 例発生し，30 日死亡は 2,000 例に 1 例であったとしている[3]. 処置としては上部消化管 ESD（内視鏡的粘膜

表1 鎮静下で行われる処置

頭頸部	抜歯，眼瞼形成，しわとり，鼻形成，切創修復，白内障…
胸部	豊胸術，乳房生検，気管支鏡，胸腔ドレーン挿入…
四肢	非観血的整復術，ピンやワイヤー抜去…
消化管	消化器内視鏡，ERCP，内視鏡超音波…
心・血管	シャント増設，ペースメーカー，心カテ…
その他	MRI，肝生検，中心静脈路確保…

下層剥離術）や ERCP（内視鏡的逆行性胆管膵管造影）などがある．これらは不動化も必要で，長時間かかることがある．そのため，全身麻酔が選択されることもある．

放射線検査 / 処置（心臓カテーテルを含む）

放射線検査 / 処置には造影，動脈インターベンションとして経皮的血管形成術（PTA）や経皮的冠動脈形成術（PCI），塞栓術などがある．さらに，MRI における中等度鎮静もある．このように，放射線領域では非常に多くの検査や処置で中等度鎮静が必要となる．特に急性冠症候群，出血性ショック，脳梗塞など重症病態が多く，処置前の患者の評価を確実に行う必要がある．安易な鎮静薬 / 鎮痛薬の投与は致死的合併症の危険がある．また，MRI における鎮静は使用できるモニターが限られているので注意が必要である．

小児

小児の鎮静を考える時には小児特有の解剖や生理を理解しておく必要がある．特に舌が口腔内の大きさに比べ大きい，喉頭痙攣を起こしやすい，自律神経系の刺激で徐脈になりやすいなどを知っておく必要がある．さらに，幼児（2〜5 歳）以下では鎮静そのものに抵抗する場合もあり，鎮静薬の投与経路を静脈内投与だけでなく，経口，筋肉注射，皮下注射，経腸投与などを考慮する必要がある．また，小児における薬理学は複雑で，年齢，腎機能，肝機能，体内水分量などを考慮する必要がある．日本では MRI での鎮静による事故が多発し 2013 年に日本小児科学会，日本小児麻酔科学会，日本放射線学会が共同で "MRI 検査時の鎮静に関する共同提言" を発表した[4]．

総論：鎮静ガイドラインと実践応用

救急領域

救急領域では患者背景が不明な状態で検査や処置がすすめられる．特に緊急で必要な処置もあるので，米国救急医学会では4つのステップ鎮静評価を示している 表2 [5]．誤嚥のリスクと処置の緊急度を評価しながら鎮静を決める必要がある．リスクとしては最終の食事や水分からの経過時間と年齢等の因子を考える必要がある．処置の緊急性は超緊急，緊急，準緊急，非緊急の4つに分類している．それらを組み合わせて推奨される鎮静の深さを提唱している．

表2 評価（4つのステップ）

1.	リスク評価（頭頸部解剖，誤嚥の素因，70歳以上・6カ月以下，重症の全疾患）
2.	3時間以内（2時間？）の経口摂取
3.	処置の緊急性（超緊急，緊急，準緊急，非緊急）
4.	必要な鎮静　長さと深さ

💡 Point

- ☑ 鎮静が必要な状況をピックアップする必要がある
- ☑ 内視鏡検査/処置では1,000例に1例の割合で呼吸・循環の合併症が起こっている
- ☑ 放射線検査/処置では処置前の患者評価が重要である
- ☑ 小児特有の解剖や生理を理解する
- ☑ 救急領域では患者背景や処置前評価が十分できないことがある

▶文献

1) 小原勝敏, 春間　賢, 入澤篤志, 他. ガイドライン: 内視鏡診療における鎮静に関するガイドライン. 日本内視鏡学会雑誌. 2013; 55: 3822-47.
2) Cohen LB, Wecsler JS, Gaetano JN, et al. Endoscopic sedation in the United States: results from a nationwide survey. Am J Gastroenterol. 2006; 101:967-74.
3) Quine MA, Bell GD, McCloy RF, et al. Prospective audit of upper gastrointestinal endoscopy in two regions of England: safety, staffing, and sedation methods. Gut. 1995; 36: 462-7.
4) 日本小児科学会, 日本小児麻酔科学会, 日本小児放射線学会. MRI 検査時の鎮静に関する共同提言. 2013.
5) Godwin SA, Caro DA, Miner JR, et al. American College of Emergency Physicians. Clinical policy: procedural sedation and analgesia in the emergency department. Ann Emerg Med. 2005; 45: 177-96.

〈安宅一晃〉

総論 4 非麻酔科医のための鎮静・鎮痛薬投与に関する診療ガイドライン（ASA-SED）

　米国麻酔科学会は，全ての職種，診療科に共通する『非麻酔科医のための鎮静・鎮痛薬投与に関する診療ガイドライン』（ASA-SED）[1] を公表している 表1 （1993 年発表，2002 年改訂）.

　ASA-SED は一貫して 図1 のような鎮静の連続性を意識するように提唱しているのが特徴である.

　以下に鎮静 ASA-SED の最重要点をまとめる.

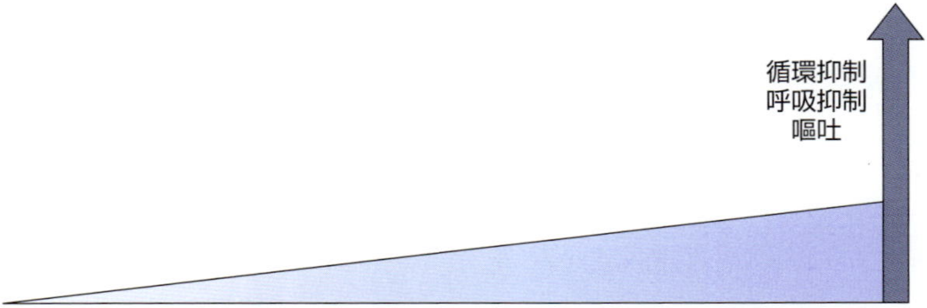

	軽い鎮静	中等度鎮静	深い鎮静	全身麻酔
反応性	呼びかけで正常反応	呼びかけに対し意図のある動き	連続刺激や痛み刺激で意図のある動き	痛み刺激を受けても覚醒しない
気道	無影響	介入必要なし	介入が必要な可能性	介入必要
自発呼吸	無影響	十分である	不十分な可能性	不十分
循環	無影響	通常保持される	通常保持される	破綻する可能性あり

図1 鎮静と全身麻酔の連続性

表1 米国麻酔学会『非麻酔科医のための鎮静・鎮痛薬投与診療ガイドライン』の要旨

項目	内容
1. 術前評価	病歴（主要臓器，鎮静・鎮痛歴，薬物療法，アレルギー，最終経口摂取） 焦点を絞った身体検査（心臓，肺，気道を含む） 術前合併症および患者管理へ関連のある検査
2. 患者説明	危険，利益，限界，ほかの選択肢を説明し同意を得る
3. 術前絶飲食	待機的治療－胃内容排出に十分な時間 緊急状況－目標の鎮静度，治療の延期，挿管による気管保護などを考慮し，誤嚥の可能性に注意する
4. モニタリング	パルスオキシメトリーの使用 口頭指令に対する反応 換気に対し観察，聴診 カプノグラムを用いた呼気二酸化炭素のモニタリング 禁忌を示さない限り血圧と心拍数を5分間隔で 循環器疾患病患者には心電図 深い鎮静は禁忌を示さない限り口頭指令やより強い刺激に対する反応 すべての患者に呼気二酸化炭素のモニタリングや心電図をつける
5. 人材	治療者以外が患者モニターのために同席 患者が一旦安定化すれば比較的重要でない中断可能な仕事をしてもよい 深い鎮痛においては，モニタリングをする者はほかの仕事をせず集中する
6. 訓練	鎮静薬，鎮痛薬，拮抗薬の薬理学に習熟すること 一次救命処置 BLS が可能な人は同席 二次救命処置 ACLS － 5 分以内にかけつける 深い鎮痛においては，治療室において ACLS が可能な医療者がいること

（次頁へ続く）

総論：鎮静ガイドラインと実践応用

表1 続き

7. 緊急装置	吸引，適切な大きさの気道確保器具，陽圧換気器具 静脈確保器具，薬理拮抗薬，蘇生用薬物 循環器疾患患者には除細動器が即時利用可能 深い鎮痛においては全ての患者に除細動器が即時利用可能	
8. 酸素投与	酸素補給装置が利用可能な状態にしておく 低酸素血症が起きた場合，酸素を施行 深い鎮痛においては禁忌を示さない限り全ての患者に酸素を施行	
9. 薬剤の選択	不安を減少させ，眠気を促すための鎮静薬 痛みを緩和するための鎮痛薬	
10. 用量滴定	薬物処方は効果を評価するため，十分に間隔を置いて用量を漸増 鎮静薬と鎮痛薬を両方用いた場合，適宜に用量を削減 経口薬物処方の繰り返し投与は推奨せず	
11. 麻酔薬の使用	投与経路および目指す鎮静度に関わらず深い鎮静に見合うケアを行う	
12. 静脈アクセス	鎮静薬を静脈内投与—静脈内アクセスを維持 鎮静薬をほかの経路から投与—症例ごとの対応でいいが，静脈内技能を持つ者が即時対応可能であること	
13. 拮抗薬	オピオイドやベンゾジアゼピンを投与するとき，いつでもナロキソンとフルマゼニルが利用可能	
14. 回復時のケア	患者が心肺抑制の危険がなくなるまで観察する 退院後の呼吸循環抑制の危険を最小限にするための適切な退院基準を設ける	
15. 特殊状況	重度の基礎疾患—可能であれば適切な専門家と相談 循環器や呼吸器の重度の基礎疾患，または手術に対し完全な不動化が必要な場合は麻酔科医と相談	

（Practice Guidelines for Sedation and Analgesia by Non-Anesthesiologists. 2002[1) より一部改変）

総論 4
非麻酔科医のための鎮静・鎮痛薬投与に関する診療ガイドライン（ASA-SED）

鎮静前評価と絶飲食

鎮静開始前の「病歴聴収」および「検査施行」を推奨．病歴確認には，全身合併症の有無，鎮静の既往，薬物療法，アレルギーの確認が含まれる．鎮静鎮痛の呼吸抑制が発生すれば，気管挿管の有無に関わらず，陽圧換気が必要となる可能性がある．

また，意識レベル低下により嘔吐，誤嚥などのリスクも上昇する．待機的な処置における術前絶飲食は全身麻酔と同じく，ASA の『術前絶飲食ガイドライン』が推奨されている．

モニタリングの注意点

処置の侵襲度や患者状態により，相対的に鎮静深度は変化する．そのため，常に患者状態を評価し，予想深度よりも深くなった場合には，早期の異常認識と適切な対処が必要である．言い換えれば，中等度鎮静から深い鎮静は，呼吸抑制だけでなく循環抑制も引き起こすため，全身麻酔時と同様のモニタリングおよび緊急時対応の準備と訓練が大切である．

さらに，患者自身の呼吸努力と意識が保持されるため，「口頭指令に対する反応」や換気に対する視診や聴診も有用である．担当者が患者から離れる場合は，呼気二酸化炭素のモニタリングが有効である．

緊急時対応器具

鎮静時の緊急時対応器具は，通常の救急カートと同じように吸引器具，適切な大きさの気道確保器具，陽圧換気器具，静脈確保器具，蘇生用薬物が含まれる．さまざまな年代と体型の患者に対応するため，各種サイズの気道管理器具とラリンジアルマスクの準備が推奨されている．

救急カートに常備する薬剤は，心肺蘇生関連薬，アナフィラキシーショックなどに対応する薬剤に加え，ナロキソンやフルマゼニルなどの

拮抗薬が推奨されている．さらに，心疾患患者には除細動器がすぐに使用できるように準備する．

薬剤投与の基準

特定の薬剤の投与量や投与間隔は推奨されず，投与方法の原則が提示されている．まず，鎮静薬と鎮痛薬の作用の違いについて明確に認識することを推奨している．すなわち，「不安を減少させ，眠気を促すための」鎮静薬と「痛みを緩和するための」鎮痛薬の差を強く認識することが大切である．

薬剤の投与方法としては，

①静脈路を基本，

②作用発現時間を考慮，

③十分に間隔を置いて用量を漸増，

④相互作用から鎮静薬と鎮痛薬を両方用いた場合，相乗作用を考慮して，適宜用量を削減する，

の4点を推奨している．また，プロポフォールやバルビツレートなどの麻酔薬使用の際は，目標とする鎮静度に関わらず，深い鎮静のモニタリングと緊急対応を準備する．さらに，オピオイドやベンゾジアゼピンを投与するとき，即時に拮抗薬であるナロキソンとフルマゼニルが投与可能な体制作りが推奨される．

回復期の注意点

術前評価，術中のモニタリング，緊急対応だけでなく，回復期のケアと退室・退院基準の遵守も強調される．退室や退院には何らかのスコアリングや評価を行い，呼吸抑制のリスクがなくなるまで看視を続ける．回復室では，再鎮静や呼吸抑制のリスクも無視できないため，十分なモニタリング装置や蘇生器具，酸素投与器具を常備する．拮抗薬使用症例

では，ナロキソンやフルマゼニル使用後には再鎮静の可能性もあるため，2時間は観察する．また，鎮静および鎮痛を施される施設では，患者や手技の特徴に適した回復および退院の基準を作成する．

💡 Point

- [✓] 鎮静と全身麻酔には連続性があることを理解する
- [✓] 常に鎮静管理から全身麻酔に移行する可能性があることを理解する
- [✓] 鎮静時は患者の反応性も非常に大切なモニターである
- [✓] 鎮静時は全身麻酔時と同じような計画や準備が必要
- [✓] 鎮静時は緊急時対応を準備することが必要

▶文献

1) Practice Guidelines for Sedation and Analgesia by Non-Anesthesiologists. An Updated Report by the American Society of Anesthesiologists Task Force on Sedation and Analgesia by Non-Anesthesiologists. Anesthesiology. 2002; 96: 1004-17.
2) 駒澤伸泰, 中川雅史, 安宅一晃, 他. 非麻酔科医による鎮静/鎮痛に関する診療ガイドライン. 非麻酔科医による鎮静/鎮痛に関する米国麻酔科学会作業部会による改訂情報. 2012; 7: 162-81.（文献1の翻訳）
3) 駒澤伸泰, 上農喜朗. 米国麻酔科学会「非麻酔科医のための鎮静・鎮痛薬投与に関する診療ガイドライン」の紹介. 日臨麻会誌. 2014; 34: 252-8.

〈駒澤伸泰〉

総論 5 鎮静前の絶飲食

　意識レベル低下により，嘔吐，誤嚥などのリスクも上昇するため，ASA-SEDは，術前絶飲食について強調している．待機的な処置における術前絶飲食に関しては，全身麻酔と同じく，ASAの『術前絶飲食ガイドライン』を採用している 表1 ．

　ここでのポイントは，清澄水が，鎮静施行2時間前まで摂取可能ということである．長時間の口渇は，患者にとっても大きなストレスであるし，高齢者などでは循環動態に影響する可能性もある．清澄水は，スポーツドリンクのように糖分や電解質を含んだものも含まれるため，患者のストレス軽減に有効な可能性がある．

　さらに，母乳は4時間前まで，だが，調整粉乳や人工乳は食事と同じく6時間前というところも重要である．もちろん，行うべき処置や患者の年齢などにより柔軟に変更することが求められる．

　さらに重要なことは緊急時の対応である．緊急時は，基本的に絶飲食が守られていない．そのような環境下で鎮静を行う場合，注意が必要である．

表1 絶飲食

摂取物質	最小限の絶飲食期間
清澄水	2時間
母乳	4時間
調整粉乳	6時間
人工乳	6時間
軽食	6時間

緊急時や，その他の病態などで胃内容排出ができない場合，胃内容の誤嚥の可能性を考えて

➤目標鎮静度変更

➤施療を遅らせるべきであるか否か

➤気管挿管による全身麻酔を行うかどうか

　を検討すべきとある.

　たとえ，絶飲食時間が守られていても， 表2 のような嘔吐の危険性が高い病態では，鎮静の適応などやリスク評価などを十分に行うべきである.

表2 嘔吐をきたしやすい病態

- 肥満（消化管運動低下，食道逆流）
- 妊娠（消化管運動低下，食道逆流，子宮による胃圧迫）
- 超高齢者（下部食道括約筋，胃運動機能低下）
- 意識レベル低下，神経疾患（パーキンソン症候群など）
- 消化管閉塞（イレウス，幽門狭窄など），フルストマック
- 消化管運動低下（外傷，糖尿病，腎不全など）

💡 Point

- ✓ 長すぎる絶飲食は患者にとりストレスである
- ✓ 不十分な絶飲食は嘔吐・誤嚥リスクを上昇させる
- ✓ 鎮静前の絶飲食時間設定は必須である
- ✓ 緊急時は絶飲食が守られていないので鎮静施行に注意する
- ✓ 絶飲食が守られていても嘔吐リスクが高い病態に注意する

▶文献

1) 駒澤伸泰, 上農喜朗. 米国麻酔科学会「非麻酔科医のための鎮静・鎮痛薬投与に関する診療ガイドライン」の紹介. 日臨麻会誌. 2014; 34: 252-8.
2) 日本麻酔科学会. 術前絶飲食ガイドライン. http://www.anesth.or.jp/guide/pdf/kangae2.pdf

〈駒澤伸泰〉

総論 6 鎮静前患者説明

ASA-SED は，「鎮静を行う前には，患者に対し鎮静についての十分な利点と副作用について説明を行い，同意を得る必要がある」，としている．鎮静行為は，呼吸抑制や循環抑制などのさまざまな合併症をきたすため，その説明を行い，同意を得るべきという観点である．

本邦では，鎮静に関する同意書面の取得は行われていないことがほとんどであるが，近い将来において一般的になるだろう．

以下に，説明と同意，すなわちインフォームドコンセントにおける最重要事項をあげる．

▶鎮静の方法
▶鎮静によるリスク・合併症（呼吸抑制，循環抑制，嘔吐・誤嚥）と発生時の対応
▶鎮静を拒否した場合の選択肢

さらに，術前絶飲食，退院基準や退室基準に関しても，患者と医療者側で齟齬があることも少なくない．書面などでそのリスクを説明し，①術前絶飲食の遵守，②退室退院基準を満たすまで観察が必要なこと，③退院時の車の運転不許可などを説明することは，患者だけでなく医療者を守ることにもつながる．

表1 鎮静前患者説明に含むべき内容

- 危険…嘔吐，呼吸抑制，循環抑制
- 利益
- 限界
- ほかの選択肢
- 鎮静終了後の退院基準

Point

- ✓ 鎮静前に患者に鎮静方法，リスク，鎮静以外の説明を行う
- ✓ 鎮静前に患者から鎮静に関する同意書を取得する
- ✓ 鎮静時に患者が遵守すべき事項を説明する

▶ 文献

1) Practice Guidelines for Sedation and Analgesia by Non-Anesthesiologists. An Updated Report by the American Society of Anesthesiologists Task Force on Sedation and Analgesia by Non-Anesthesiologists. Anesthesiology. 2002; 96: 1004-17.
2) 駒澤伸泰, 中川雅史, 安宅一晃, 他. 非麻酔科医による鎮静／鎮痛に関する診療ガイドライン. 非麻酔科医による鎮静／鎮痛に関する米国麻酔科学会作業部会による改訂情報. 2012; 7: 162-81.（文献 1 の翻訳）
3) 駒澤伸泰, 上農喜朗. 米国麻酔科学会.「非麻酔科医のための鎮静・鎮痛薬投与に関する診療ガイドライン」の紹介. 日臨麻会誌. 2014; 34: 252-8.

〈駒澤伸泰〉

総論 7　鎮静前のリスク評価

図1 に鎮静に関する一連の流れを示す．「鎮静必要性の再検討」に続いて行われる，鎮静前リスク評価は何よりも重要なステップである．呼吸・気道，循環，嘔吐に関して，それぞれ綿密なリスク評価が必要である．

鎮静時に呼吸抑制が発生すれば，換気補助が必要となる可能性がある．非典型的な気道解剖を有する患者では，より難易度が上昇する可能性がある．気道系の診察に際しては，図1 のような綿密な気道管理困難因子の評価が求められる．

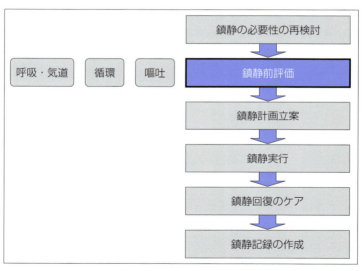

図1　**鎮静前リスク評価は最も重要**

ASA-SED は，鎮静を開始する前に，術前の病歴聴取および検査を綿密に施行することを推奨している．病歴，主要臓器，鎮静の既往，薬物療法，アレルギーを確認し，心臓，肺，気道に焦点を絞った身体検査を行うことが必要である．

中等度鎮静から深い鎮静は，呼吸抑制や時には循環抑制まで引き起こすため，全身麻酔時と同様のモニタリングおよび緊急時対応の準備と訓練が大切である．

鎮静におけるモニタリングとして，パルスオキシメトリー，心電図，血圧計など，カプノグラムなどの通常の全身麻酔などで使用されるモニタリングが基本である．さらに，患者自身の呼吸努力と意識が保持されているため，「口頭指令に対する反応」や換気に対する視診や聴診も有用である．

ASA-SED は，これらの鎮静担当者の五感に基づいたモニタリングだけでなく，パルスオキシメトリー，血圧と心拍数の 5 分間隔での測定，著しい心臓血管病患者のための心電図検査を基本として推奨している．そして，患者が担当者から離れたときは呼気二酸化炭素のモニタリングを行う．深い鎮静は全身麻酔に通じる状態であるために，すべての患者に呼気二酸化炭素のモニタリング，心電図を加える．これらのモニタリングは，なんとなく行うのではなく，それぞれの患者のリスク評価で抽出された注意点に対して行うことを忘れてはならない．

💡 Point

- ☑ 安全な鎮静の遂行において，リスク評価と鎮静計画は必須
- ☑ 鎮静リスク評価は呼吸・気道，循環，嘔吐・誤嚥を中心に行う
- ☑ 鎮静リスクによりモニタリングを選択する
- ☑ モニタリングは鎮静時の患者リスク発見のために行う

▶文献

1) Practice Guidelines for Sedation and Analgesia by Non-Anesthesiologists. An Updated Report by the American Society of Anesthesiologists Task Force on Sedation and Analgesia by Non-Anesthesiologists. Anesthesiology. 2002; 96: 1004-17.

2) 駒澤伸泰, 中川雅史, 安宅一晃, 他. 非麻酔科医による鎮静 / 鎮痛に関する診療ガイドライン. 非麻酔科医による鎮静 / 鎮痛に関する米国麻酔科学会作業部会による改訂情報. 2012; 7: 162-81.（文献 1 の翻訳）

3) 駒澤伸泰, 上農喜朗. 米国麻酔科学会「非麻酔科医のための鎮静・鎮痛薬投与に関する診療ガイドライン」の紹介. 日臨麻会誌. 2014; 34: 252-8.

〈駒澤伸泰〉

総論 8 鎮静前の気道・呼吸評価

これまで述べた通り，ASA-SED では，鎮静の深度の定義を行い，鎮静を行う際の留意点を提唱している．鎮静には，意識レベルは明確であり全身状態も安定している「軽い鎮静」の状態から，強い刺激にも反応がないくらい深く，呼吸・循環状態も不安定な「深い鎮静」状態まで連続性がある．処置の侵襲度や患者の状態により，個々の患者の反応は変化するため，これを事前に予測することは難しい．特に，呼吸が安定しているように見えても，しばらく目を離した隙に気道閉塞も起こりうる．上気道閉塞および呼吸抑制は頻繁に発生するため，継続的な評価が必要である．

鎮静前気道評価

ASA-SED における鎮静前気道評価の1例を 表1 に示す．鎮静によ

表1 気道評価の1例

下記の項目に該当する場合鎮静時の気道確保困難が予測される	
1. 病歴	以前の麻酔や鎮静での問題点 喘鳴，いびきや睡眠時無呼吸 進行リウマチ，染色体異常
2. 体型	明らかな肥満（特に頸部や顔面）
3. 頭頸部	短頸，頸部伸展障害，頸部腫瘤，気管偏移，顔貌異常
4. 口腔	開口障害，歯芽欠損，切歯萌出，不安定歯牙 巨大舌，扁桃肥大
5. 顎	小顎症，下顎後退症，開口不能，不正咬合

| 表2 | 鎮静中気道・呼吸管理で意識すること |

- 酸素化（生体の細胞に酸素を送る）
- 換気（生体の二酸化炭素量を調整）
- 気道保護（呼吸器系と消化器系を分離）
  ➡ 鎮静下ではこの3点が全て障害されるため維持できているかを必ず確認
  ➡ 緊急時はこの「酸素化」「換気」「気道保護」を守ることを意識

り上気道閉塞や呼吸抑制が起こり，酸素化不能となるメカニズムは全身麻酔と同じであるため，鎮静前気道評価は全身麻酔前の気道評価に類似している．例として，「いびきの有無」や「顎の大きさ」を意識しておくだけでも，気道評価に対する経験値は上昇する． 表2 を参考に鎮静前の気道評価と，モニタリングなどの検討を心がけていただきたい.

鎮静中の気道管理で意識すること

　気道管理とは，いわゆる気管挿管やラリンジアルマスク挿入だけではない.

①酸素化（生体の細胞に酸素を送る）

②換気（生体の二酸化炭素量を調整）

③気道保護（呼吸器系と消化器系を分離）

　鎮静により①〜③の全てが抑制される.

　鎮静中は①〜③を常に意識する必要があり，鎮静前気道評価も同様である.

　ASA-SED が，深い鎮静においては全例に酸素投与を推奨していることは，①を意識していると考えられる．②と③は定量的な評価が難しいが，交感神経の異常亢進や咳反射，嚥下反射消失などをモニタリングすることが有効な可能性もある.

Point

- ☑ 鎮静により上気道閉塞や呼吸抑制が発生する
- ☑ 鎮静前気道評価は必須である
- ☑ 鎮静により，酸素化・換気・気道保護の3つとも抑制される
- ☑ 深い鎮静に対し全例に酸素投与を行う
- ☑ 鎮静中も継続して気道・呼吸評価を行う

▶文献

1) 駒澤伸泰, 上農喜朗. 米国麻酔科学会「非麻酔科医のための鎮静・鎮痛薬投与に関する診療ガイドライン」の紹介. 日臨麻会誌. 2014; 34: 252-8.
2) Practice Guidelines for Sedation and Analgesia by Non-Anesthesiologists. An Updated Report by the American Society of Anesthesiologists Task Force on Sedation and Analgesia by Non-Anesthesiologists. Anesthesiology. 2002; 96: 1004-17.
3) 駒澤伸泰, 中川雅史, 安宅一晃, 他. 非麻酔科医による鎮静／鎮痛に関する診療ガイドライン. 非麻酔科医による鎮静／鎮痛に関する米国麻酔科学会作業部会による改訂情報. 2012; 7: 162-81.（文献2の翻訳）

〈駒澤伸泰〉

総論 9 薬剤投与の原則

鎮静薬と鎮痛薬の使い分け

痛みを和らげるために，鎮痛薬を投与する．意識や不安を軽減するために，鎮静薬を投与する．処置と患者の状態に応じて，**鎮静薬と鎮痛薬のどちらが必要かを必ず検討し**（総論10），適切に投与する．痛みに対して，鎮静薬の過量投与により患者の不動化を得てはいけない．不安の軽減に対して，鎮痛薬の過量投与により患者の不動化を得てはいけない．

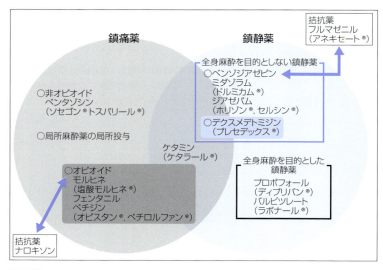

図1 頻用される鎮静薬と鎮痛薬と拮抗薬

総論：鎮静ガイドラインと実践応用

滴定投与

　予定された鎮静・鎮痛状態にするためには薬剤を少量ずつ投与する．少量投与した薬剤の最大効果が評価できるように十分時間をあけ，効果を評価した後に次の薬剤を投与する．静脈内単回投与された薬剤が最大効果を発現する時間は 2 分から 30 分とさまざまである．高齢者では効果部位への移行が遅れるためさらに時間を要する場合がある．それぞれの薬剤の詳細については別項（Ⅰ-5, 6）を参照．

相乗効果

　鎮静薬と鎮痛薬は相乗効果を持つ．鎮痛薬の投与により鎮静状態が深くなる可能性がある．

薬剤の種類による使用法の違い

　「全身麻酔を目的とした鎮静薬を使用し鎮静を行う場合」と「全身麻酔を目的としない鎮静薬を使用し鎮静を行う場合」で施設基準，必要なモニター，人員配置，静脈ラインの確保が異なることを知る．

　「全身麻酔を目的とした鎮静薬を使用して鎮静を行う場合」には，全身麻酔に準じた医療が提供できる施設と準備が必要である．全身麻酔を目的とした鎮静薬を使用して鎮静を行う医師は，意図しない深い鎮静や全身麻酔から確実に救出できる能力を持たなければいけない．全身麻酔を目的とした鎮静薬を使用して鎮静を行う際には，処置中はもちろん，心肺リスクがなくなるまで静脈ラインを維持しなければいけない．

　「全身麻酔を目的としない鎮静薬を使用し鎮静を行う場合」で，処置中に静脈ラインが外れた場合には状況に応じて静脈ラインの確保を検討する．ただし，心肺のリスクが存在する場合は心肺のリスクがなくなるまで静脈ラインを継続する．

非静脈投与による鎮静・鎮痛

　非静脈内投与によって鎮静薬や鎮痛薬が投与される場合には，吸収による最大効果の時間を考慮した上で次の薬剤の投与を検討する．非静脈投与による鎮静薬や鎮痛薬の使用は，効果発現まで時間がかかる．これらの理由から，非静脈投与による鎮静薬や鎮痛薬の追加投与は推奨されない．

拮抗薬の存在する薬剤

　拮抗薬の存在する薬剤は，投与された薬剤の効果を消失させることができるため，緊急時に対応しやすい利点がある．フルマゼニル（アネキセート®）はベンゾジアゼピンの拮抗薬である．ナロキソンはオピオイドの拮抗薬である．拮抗薬は作用持続時間が短いことに注意する．拮抗薬の注意点は別項（総論 13）を参照．

表 1 　薬剤使用時に考慮すべき項目

適切な薬剤の選択	今必要なのは　鎮静薬か？　鎮痛薬か？ （両方必要であれば鎮痛薬が先）
滴定投与	少量ずつ投与 最大効果が評価できる時間をあけて投与
相乗効果	鎮痛薬投与により鎮静状態が深くなる
鎮静薬の種類	全身麻酔薬か？　全身麻酔薬でないか？ （使用薬剤により，対応方法が異なる）
投与経路	静脈内投与を推奨 初回投与のみ，その他方法が許容される
拮抗薬	拮抗薬の存在する薬剤は緊急時効果消失が可能
効果消失時間	個人差あり 半減期は効果時間でない
アレルギー	常にアレルギーの発生を考慮する

薬剤効果の消失

薬剤の効果が減弱し，心肺の懸念がなくなるまで患者を観察する．鎮静薬や鎮痛薬の効果継続時間は個人差が大きい．しかし，日常使用する薬剤について，おおよその効果継続時間を知っておく．排出半減期は効果消失時間ではないことに注意する．拮抗薬の効果は短時間であり，終了後の効果消失を目的に使用することは推奨されない．

> **Point**
>
> ☑ 鎮静薬と鎮痛薬を使い分ける
> ☑ 滴定投与を行う
> ☑ 鎮静薬と鎮痛薬の相乗効果を理解する
> ☑ 使用する鎮静薬が全身麻酔薬かどうかを知っておく．全身麻酔薬であれば，使用目的が鎮静であっても全身麻酔管理が可能な状況で使用する．

▶文献

1) Practice Guidelines for Moderate Procedural Sedation and Analgesia 2018. Anesthesiology. 2018; 128: 437-79.

〈羽場政法〉

総論 10 鎮静深度評価法

　適切な鎮静は現在の「鎮静状態」と「鎮痛状態」の 2 項目を評価することにより維持される．「鎮静状態」と「鎮痛状態」を客観的に評価し，必要であれば不十分と判断した状態に対し薬剤を使用する．各施設で標準的な鎮静評価のためのスケールを作成し，記録に残す．

鎮静状態の評価（表1）

　鎮静状態は，「意識レベル」，「声かけに対する反応」，「呼吸様式」，「気道閉塞の有無」，「呼吸回数」を観察し，「酸素飽和度」，「カプノグラム」，「血圧」，「心拍数」などのモニタリングから決定される．

表1 鎮静状態の評価項目

意識	● 意識レベル ● 声かけに対する反応
呼吸	● 呼吸様式 ● 気道閉塞の有無 ● 呼吸回数 ● 酸素飽和度 ● カプノグラム
循環	● 血圧 ● 心拍数

鎮痛状態の評価（表2）

　鎮痛状態は，痛みの「強さ」，「部位」，「性状」，「発症」，「持続時間」，「増悪させる因子」，「関連症状」を患者に質問し決定する．意思疎通の

総論：鎮静ガイドラインと実践応用

表2 鎮痛状態の評価項目

患者の状態	●痛みに対する訴え 　　強さ，部位，性状 　　発症，持続時間 　　増悪させる因子 　　関連症状 ●逃避行動 ●表情 ●上下肢の動き
呼吸	●呼吸回数
循環	●血圧 ●心拍数

できない患者では，「顔の表情」，「上下肢の動き」，「処置に対する逃避行動」により評価を行う．モニタリングでは「血圧」，「心拍数」，「呼吸回数」により，患者の鎮痛状態を評価する．

痛み（鎮痛状態）の評価は特に注意

　痛みを評価する際には「この処置は痛みのない処置である」という先入観を捨てる．日本では「痛み」という言葉は侵襲的処置に対し痛覚が過敏に反応することを指すが，国際疼痛学会の「痛み」の定義は「実際に何らかの組織損傷が起こったとき，または組織損傷を起こす可能性があるとき，あるいはそのような損傷の際に表現される，不快な感覚や不快な情動体験」と説明されている．痛みは処置の強さに対してではなく，患者を中心に評価する．鎮静評価の際には鎮痛状態の評価を優先し，必要に応じて鎮痛薬を使用してから鎮静状態を評価すると，うまく鎮静状態を管理できることが多い．

鎮静状態の評価（RASS スケール： Richmond Agitation Sedation Scale）[1]

鎮静状態を＋4〜−5 の 10 段階で評価する方法である．鎮静スケールのうち，使用頻度が高く，手法を学べば短時間で容易に患者をスコアリングできる．

■RASS の評価手順

1）患者を観察する．

▶患者は意識清明で落ち着いているか？（スコア 0）

表3 RASS（Richmond Agitation Sedation Scale）

スコア	用語	説明
＋4	好戦的	明らかに好戦的，暴力的，スタッフに危険が及ぶ
＋3	極度の興奮状態	チューブやカテーテルを引っ張る．抜去する．スタッフに対し攻撃的
＋2	興奮状態	頻回の無目的な体動，人工呼吸器とのファイティング
＋1	落ち着きがない	不安でそわそわしている．しかし攻撃的でも活発でもない．
0	意識清明で落ち着いている	
−1	傾眠状態	完全に清明ではないが，呼びかけに開眼とアイコンタクトで応答（10 秒以上）
−2	軽い鎮静状態	呼びかけに開眼とアイコンタクトで短時間だけ応答（10 秒未満）
−3	中等度の鎮静状態	呼びかけに体動や開眼で応答するがアイコンタクトなし
−4	深い鎮静状態	呼びかけに無反応．しかし，身体刺激で体動または開眼
−5	昏睡	呼びかけにも身体刺激にも無反応

（Sessler CN, et al. The Richmond Agitation-Sedation Scale: validity and reliability in adult intensive care unit patients. Am J Respir Crit Care Med. 2002; 166: 1338-44[1]）

総論：鎮静ガイドラインと実践応用

■患者はずっと落ち着かず興奮しているか？（ 表3 の説明に合うか判断しスコア＋1〜＋4をつける）

2）患者が意識清明でなければ，大きな声で患者を呼び，目を開けてこちらを向くように指示を出す．

■患者は目を開け，10秒以上アイコンタクトがとれる（スコア−1）

■患者は目を開け，10秒未満のアイコンタクトがとれる（スコア−2）

■患者は呼びかけに反応するが，アイコンタクトがとれない（スコア−3）

3）もし患者が呼びかけに反応しなければ，肩を揺する．肩の揺すりに反応なければ，胸骨をこする．

■身体刺激を加えると反応がある（スコア−4）

■身体刺激を加えても反応がない（スコア−5）

鎮痛状態の評価（BPS: Behavioral Pain Scale）[2]

■BPS（Behavioral Pain Scale）

痛みの判定を患者の行動で評価する方法．本来人工呼吸中の患者の痛みを評価する方法であったが，現在一般的な鎮痛の評価として使用されていることが多い．「表情」，「上肢の動き」，「人工呼吸との同調」の3項目をそれぞれ4段階で評価する．

表4 BPS（Behavioral Pain Scale）

項目	説明	スコア
表情	穏やかな	1
	一部硬い（たとえば，眉が下がっている）	2
	全く硬い（たとえば，まぶたを閉じている）	3
	しかめ面	4
上肢	全く動かない	1
	一部曲げている	2
	指を曲げて完全に曲げている	3
	ずっと引っ込めている	4
呼吸器との同調	同調している	1
	時に咳嗽，大部分は呼吸器に同調している	2
	呼吸器とファイティング	3
	呼吸器の調節がきかない	4

（Payen JF, et al. Assessing pain in critically ill sedated patients by using a behavioral pain scale. Crit Care Med. 2001; 29: 2258-63[2]）

BPS 評価手順

処置時の鎮静においては「表情」，「上肢の動き」について評価を行う.

■表情

1点：穏やか，2点：眉を曲げている，3点：強く瞼を閉じている，4点：しかめ面

■上肢の動き

1点：じっとしている，2点：部分的に曲げている，3点：拳を握り曲げている，4点：腕をずっと引っ込めている.

両方2点あるいは，どちらか3点以上で鎮痛薬の使用を考慮.

総論：鎮静ガイドラインと実践応用

　以上のような項目を評価し，現在の状態を評価する．各施設で標準的な鎮静評価のためのスケールを作成し，記録に残す．日本医学シミュレーション学会の鎮静コースでは 表5 のような記録用紙を使用しトレーニングを行っている．

💡 Point

☑ 鎮静は現在の「鎮静状態」と「鎮痛状態」の2項目を評価する
☑ 鎮痛状態は処置の強さに対してではなく，患者を中心に評価する
☑ 鎮痛状態の評価（BPSなど）を優先し，必要に応じて鎮痛薬を使用してから，鎮静状態を再度評価（RASS等）することを推奨する．
☑ 各施設で標準的な鎮静評価のためのスケールを作成し，記録に残す．

▶文献

1) Sessler CN, Gosnell MS, Grap MJ, et al. The Richmond Agitation-Sedation Scale: validity and reliability in adult intensive care unit patients. Am J Respir Crit Care Med. 2002; 166: 1338-44.
2) Payen JF, Bru O, Bosson JL, et al. Assessing pain in critically ill sedated patients by using a behavioral pain scale. Crit Care Med. 2001; 29: 2258-63.

表5 記録用紙の1例（日本医学シミュレーション学会鎮静トレーニングコースで使用している記録用紙）

	時間		：	：
	評価のタイミング		処置前	鎮静薬投与後
	鎮静薬の使用	薬剤名・量・投与方法		
	鎮痛薬の使用	薬剤名・量・投与方法		
鎮静状態	鎮静レベル	RASS：+4〜−5		
	痛みレベル BPS	顔の表情：1〜4		
		上肢の状態：1〜4		
	ASA 鎮静の深さ	覚・浅・中・深・全	覚・浅・中・深・全	覚・浅・中・深・全
呼吸状態	投与酸素の有無		なし・あり	なし・あり
	気道閉塞の有無		なし・あり	なし・あり
	呼吸数	回/分		
	SpO₂	%		
	CO₂	mmHg		
	カプノ波形		整・不整	整・不整
	呼吸関連の懸念		なし・あり	なし・あり
循環状態	心拍数	bpm		
	血圧	収縮期/拡張期	/	/
	リズム		整・不整	整・不整
	心電図異常波形		なし・あり	なし・あり
	循環関連の懸念		なし・あり	なし・あり
	体表紅斑	アレルギーの可能性	なし・あり	なし・あり
	処置，連絡などのアクション		不要・必要	不要・必要

総論：鎮静ガイドラインと実践応用

総論10　鎮静深度評価法

：	：	：	：
覚・浅・中・深・全	覚・浅・中・深・全	覚・浅・中・深・全	覚・浅・中・深・全
なし・あり	なし・あり	なし・あり	なし・あり
なし・あり	なし・あり	なし・あり	なし・あり
整・不整	整・不整	整・不整	整・不整
なし・あり	なし・あり	なし・あり	なし・あり
/	/	/	/
整・不整	整・不整	整・不整	整・不整
なし・あり	なし・あり	なし・あり	なし・あり
なし・あり	なし・あり	なし・あり	なし・あり
なし・あり	なし・あり	なし・あり	なし・あり
不要・必要	不要・必要	不要・必要	不要・必要

〈羽場政法〉

総論 11	鎮静中のモニタリング

術中の患者の鎮静度を推察するためには，呼吸循環器系に及ぼす鎮静薬の効果を基本にして投与量や投与速度を調節することが必要である．

鎮静度を決めるためにモニターする（前項目総論 10 を参照）

薬剤投与量の過量あるいは鎮静不足を判断するために各種の生理学的・行動学的状態をモニターする．また患者の満足度を得られるか考慮する．浅すぎるまたは深すぎる鎮静は患者の興奮を引き起こすことにより治療ができなくなる場合がある．

鎮静中の危険を察知するため

呼吸抑制または呼吸停止による低酸素症や麻酔薬により生じた循環抑制による低血圧・徐脈．さらに不適切な麻酔深度での管理は，患者の興奮を生ずる．これらによる鎮静中の合併症の発生を察知することが必要である．

何をモニターするか

鎮静中は片耳聴診器を頸切痕の直上・気管上部に置くことにより，容易に呼吸音と心音を同時に聴取でき，呼吸・循環がモニターできる．これは特殊な器械を必要としないモニターであり最も確実である．

パルスオキシメーターと血圧測定は必須であるが，BIS のモニターは必須ではない[1]．しかし BIS 値の高値は AGIATION の発生と関係するという報告があり，麻酔深度の客観的なモニターになりうるかも知れない[2]．

カプノグラムは呼吸停止を即座に発見するには有効であるが，しかし必ず使用しなければならないものではない[3] が，何らかの方法で呼吸の胸郭などの呼吸運動の有無は確認しなければならない．

モニターでは何に注意すればいいか

薬剤を投与してから効果が表れるまでにはある一定の時間が必要である．

末梢の血管に投与された薬剤が血液に希釈され，循環によって中枢神経に運搬されて効果を発現させるまでには，ある程度の時間が必要であり，この点に注意して薬剤の追加投与を決める必要がある．一般的に高齢者では低用量でも呼吸・循環への抑制効果が表れやすいが，その効果発現は遅い傾向があるために，確認のタイミングを誤ると過量投与になることがある．

鎮静法では自発呼吸を保つように維持するが，その呼吸状態を調べるカプノグラムは全身麻酔における閉鎖回路からのサンプルガス採取ではないために，術中の体動などによるサンプルチューブのずれなどが生じ，その結果呼気からのサンプルガスを正しく採取できていない可能性を考慮しなければならない．

側頸部に張り付けたマイクロフォンにより呼吸音を聴取し，それによって呼吸数をモニターする器械の使用では，歯科治療時の口腔内持続吸引などの口腔内処置が雑音を発生させるために，正しくモニターすることが困難になる危険性がある．

Point

- ✓ 目的を考えてモニターを選択する
- ✓ モニター器機の特性を考える
- ✓ 処置がモニターに効果を表わすには時間がかかることを認識する

▶文献

1) Garewal D, Powell S, Milan SJ, et al. Sedative techniques for endoscopic retrograde cholangiopancreatography. Cochrane Database Syst Rev. 2012: CD007274.
2) de Wit M, Epstein SK. Administration of sedatives and level of sedation: comparative evaluation via the Sedation-Agitation Scale and the Bispectral Index. Am J Crit Care. 2003; 12: 343-8.
3) Riphaus A, Wehrmann T, Weber B, et al, S3-guidelines--sedation in gastrointestinal endoscopy. Z Gastroenterol. 2008; 46: 1298-330.

〈瀬尾憲司〉

総論 12 鎮静終了時の注意点

状態の確認

麻酔薬投与を中止しても，すぐに完全覚醒し元の状態に戻ることはできない．鎮静終了後はしばらくの間ふらつき，眠気，視力低下，一時的な物忘れなどがみられることがある．麻酔からの覚醒の遅れ，嘔吐，嘔気，頭痛，発熱，点滴・注射部位の内出血，アレルギー，ショック，嘔吐物の吸い込みなどについて確認する 表1 表2 ．

帰宅途中または帰宅後に患者は眠ってしまうことが多い．完全な覚醒には 10 時間以上はかかる 図1 ．

気道確保

処置による痛みをはじめとした各種の侵害刺激は鎮静効果を拮抗するように働くが，処置が終了すると興奮させる刺激がなくなるので，鎮痛薬による呼吸抑制が突然表れることがある．したがって，初めは回復位のような体位で気道を管理して患者を観察することを考慮する．

表1 確認項目

- 回復室への移動ができるか否か
- バイタルサイン（十分な自発呼吸と循環の回復）
- 気道は保持されているか（回復位の必要性）
- 術中に使用した薬剤の効果は遷延していないか
- 処置による痛みはないか
- アレルギーなどの薬物異常反応はないか
- 覚醒による興奮はないか

表2 鎮静終了からの合併症発現頻度

	n/n（%）
帰宅途中での睡眠	28/46（60.1）
帰宅しても目がさめない	6/28（21.4）
いつも通りの眠り	18/46（39.1）
帰宅後の軽い眠り	35/46（76.1）
いつもより長い眠り	30/46（65.2）
呼吸困難	1/46（2.2）
食事摂取困難	7/46（15.2）
嘔気	9/46（19.6）
嘔吐	5/9（55.6）
下痢	1/46（2.2）
便秘	1/22（4.5）
認知機能の変化	7/22（31.2）
発熱	3/46（7.0）

（Huang A, et al. Anesth Prog. 2015; 62: 91-9[1]）より改変）

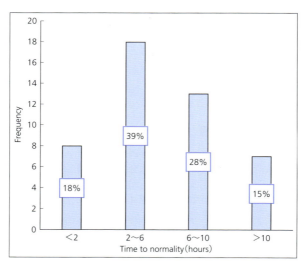

図1 正常な行動に戻るまでの時間

酸素投与の必要性

　鎮静薬による中枢抑制による呼吸抑制は，気道確保では解消しない．したがって，処置終了後にはしばらくは酸素投与を行い，SpO_2 をモニターして呼吸状態を観察する．

ラインの確保の必要性

　小児または高齢者では覚醒後興奮状態（不穏）になることがある．これによる静脈ラインの自己抜管などの危険性を考慮して，刺入部を包帯で保護するか，ヘパリン入り食塩水でロックしてラインを途中で切り離すことも考慮する．

💡 **Point**

- ☑ 鎮静効果は直ぐには回復しないことを認識する
- ☑ いったん回復しても，時間を経過したのちに現われる合併症もある
- ☑ 合併症発生を予測し，対応できるように準備する

▶文献

1) Huang A, Tanbonliong T. Oral sedation postdischarge adverse events in pediatric dental patients. Anesth Prog. 2015; 62: 91-9.

〈瀬尾憲司〉

総論 13 拮抗薬投与時の注意点

　フルマゼニルはベンゾジアゼピン受容体拮抗薬 表1 であり，GA-BA-A受容体に競合阻害する．ベンゾジアゼピン系薬剤による鎮静や呼吸抑制の解除に有効．使用量は0.1から0.2mgを反復投与する．最大量は3.0mgまで．

　脳内における内因性ベンゾジアゼピンのリガンドであるエンドゼピンをも拮抗することが認められており，セボフルランやフェンタニルなどを使用した全身麻酔からの覚醒を早めることもできる[1]．

　痙攣またはてんかんを既往に有する患者への使用では，過換気発作または痙攣を誘発したという報告があるので注意を要する[2]．

表1 ベンゾジアゼピン系薬剤の半減期

	排泄半減期
ジアゼパム	20〜50 時間
ミダゾラム	1.7〜2.6 時間
フルマゼニル	0.7〜1.3 分

　短時間作用拮抗薬と長時間作動薬の相互作用では，処置施行後に再鎮静が生ずることがある．

　作動薬を投与した直後は作動薬としての反応が生じ（Ⅰ），拮抗薬を投与すると初めに拮抗薬反応が生ずる（Ⅱ）．時間が経過すると拮抗薬の効果がなくなり作動薬の反応となり再鎮静が生ずる（Ⅲ）．さらに時間が経過すると作動薬の効果もなくなり，両薬物の効果が消失する（Ⅳ）
図1 ．

総論：鎮静ガイドラインと実践応用

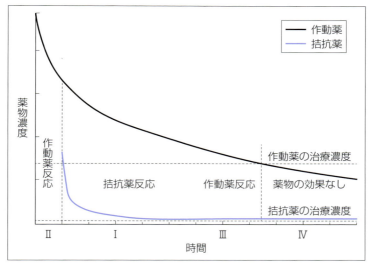

図1 時間経過にともなう作動薬と拮抗薬の反応変化

拮抗薬の効果は全受容体に占める作動薬結合受容体の比で決定する．
作動薬少量投与後には大量の拮抗薬を投与する．
- 作動薬の受容体占有率が高い時に生ずる意識消失や呼吸抑制効果が拮抗される
- 少量の作動薬で生ずる効果である傾眠，健忘効果が拮抗される
したがって両効果を完全に拮抗することができる[3]．

💡 Point

☑ 拮抗薬の投与後，いったん回復した効果は注意して観察することが必要

▶文献

1) Karakosta A, Andreotti B, Chapsa C, et al. Flumazenil expedites recovery from sevoflurane/remifentanil anaesthesia when administered to healthy unpremedicated patients. Eur J Anaesthesiol. 2010; 27: 955-9.

2) 山蔭道明, 中野 悟, 岩崎 寛, 他. ベンゾジアゼピン拮抗薬フルマゼニルの投与により過換気症候群ならびに痙攣を呈した 3 症例. 日本臨床麻酔学会誌. 1993; 13: 589-92.

3) 武田純三, 監修. 第 10 章非オピオイド静脈麻酔薬. In: ミラー麻酔科学. 東京: メディカルサイエンスインターナショナル; 2007.

〈瀬尾憲司〉

総論 14　鎮静後のモニタリング

　鎮静を行い，目的とする処置が終了した後，患者がきちんと覚醒し，ほぼ鎮静前の状態まで意識レベルや呼吸状態，運動機能が回復し，日常

表1　処置終了から覚醒までに有用なモニタリング（表形式）

呼吸器系モニタリング

1. 直接的な呼吸状態の監視（視診，聴診，呼吸回数測定），粘膜の色，胸郭の動き，奇異呼吸（シーソー呼吸），Tracheal Tug※の有無
2. SpO_2（パルスオキシメーター）：低酸素血症予防のため※※
3. カプノグラフィー：酸素飽和度だけでは把握できない呼吸性アシドーシス（高炭酸ガス血症の把握に有用），非挿管患者では，鼻アダプターやカニューレを使ったタイプが有用

循環器系モニタリング

心電図	心拍数，不整脈，心筋虚血のモニタリング
血圧	特に深鎮静，高齢者，循環器疾患合併患者では非常に有用
体温	鎮静においても熱の再分配効果や熱移動のメカニズム（放射，伝導，対流，蒸発）により末梢での熱喪失が起こり，深部の熱も喪失しやすくなる．過小評価は禁物．
脳神経系	呼名反応，瞳孔径，BIS（Bispectral index）モニター，エントロピー，AEP（聴覚誘発反応測定）
刺激に対する反応	処置の刺激，疼痛に対する反応（表情，体動）

※Tracheal tug とは，吸気時に胸腔内の強い陰圧で，気管（甲状軟骨）が下方（尾側）へ引き込まれるサインをいう．上気道閉塞や気道狭窄，COPD 等で認められる．同様の名前で，別名 Oliver's sign というサインもあり，こちらは大動脈弓のある大動脈瘤患者で認められ，心臓の収縮期に気管，輪状軟骨が下方に移動する．ここでは前者の意味で用いる．
※※気道狭窄や呼吸抑制の判定基準は舌根沈下，奇異呼吸，SpO_2 低下などである治療を要する低酸素血症の判定基準は room air で SpO_2 が 93%未満という報告がある

生活に戻れる状態になって，初めて鎮静処置の終了といえる．したがって，再鎮静の出現も含め，適切で実用的な鎮静からの覚醒評価や呼吸循環を中心としたモニタリングが重要である．血圧，心電図，SpO₂，カプノグラフィー（カプノグラム），体温という一般的な機器的モニタリングに加えて，意識（覚醒）レベルの確認（呼び掛けや刺激に対する開眼，応答，反応など），いびきの有無，呼吸の視診，聴診，粘膜の色，末梢循環など鎮静担当者が五感を用いて評価するものがある 表1．

鎮静後の患者の回復室

鎮静処置後の患者の十分な覚醒を確認し，帰宅もしくは元の病室に帰室させるまでに，処置室もしくは回復（リカバリー）室での観察が望ましい．意識呼吸循環が安定するまでは，継続的なモニタリングが欠かせない（総論16，表1：Aldrete スコアを参照）．行う処置，使用鎮静鎮痛薬，患者の全身合併症，病院の設備，マンパワーなどにより，処置室，回復室の設備，運用を考えなければならない．重症患者の場合はICU，CCU への入室を検討または予定する．

呼吸状態のモニタリング

呼吸状態のモニタリングにおいて，SpO₂ の簡便性，有用性，汎用性は明らかである．ただし，SpO₂ のみに依存してしまうと，重大な呼吸抑制を見逃すリスクもある．すなわち，酸素投与されているために，分時換気量が低下する呼吸抑制がマスクされ，鎮静で用いた薬剤の影響により，二酸化炭素血症に対する換気応答が低下して，高二酸化炭素血症が増強するリスクがある．処置に伴い胸腹部に痛みを感じる場合などでは，一回換気量，肺活量減少やそれに伴う無気肺のリスクもある．咳ができないことによる喀痰貯留も考慮する．呼吸状態を視診や聴診などの理学的所見も含め総合的に観察することが大切である．

循環動態のモニタリング

血圧，心電図のモニタリングを継続する．患者の年齢（小児，高齢者），肥満，長時間処置，現病歴，既往歴，循環器系合併症（高血圧，虚血性心疾患，弁膜症，不整脈など）の有無などを念頭に，継続的にモニタリングを行う（総論 16，表 1：Aldrete スコアを参照）．血圧は，処置前との比較が重要である．処置後の痛み，不快感は血圧上昇，頻脈を引き起こすことを考慮する．輸液量，尿量といった輸液バランスも確認し，血圧低下や肺うっ血，肺水腫のリスクを念頭に置く．

鎮静からの覚醒状態の評価

鎮静からの覚醒状態の評価は，RASS（総論 10）など，いずれかの評価スケールで経時的に行う．覚醒遅延の場合，使用した薬剤量，肝腎機能や体温低下をチェックする．心血管系の処置（アブレーションやインターベンションなど）では，特に脳梗塞や内臓，四肢の動脈塞栓症血栓症のリスクを伴うことを念頭に，覚醒状態が悪い場合は，頭部 CT，MRI などの画像評価も考慮する．鎮静中に発生した器質的な疾患が疑われる場合は，鎮静に詳しい専門科の医師へのコンサルトを行う．

不穏・せん妄の評価

術後，処置後のせん妄は，図1 のようなさまざまな要因で起こりうる．主に以下の 3 タイプに分類される．

■過活動型

幻覚や妄想，興奮，失見当識を伴う，大声を出して暴れたりといった問題行動を起こすタイプ．

■低活動型

抑うつと混乱，鎮静を伴う混乱しているものの沈静しているタイプ．

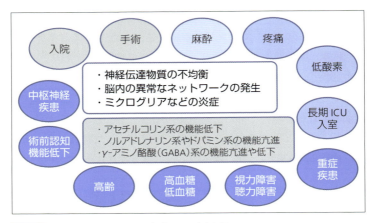

図1 せん妄の病態生理：完全には未解明

原因として多くの要因が関与：準備，直接，誘発因子
脳内の異常なネットワークの発生やミクログリアなどの炎症γ-アミノ酪酸（gammaaminobutyric acid：GABA）が原因との研究があるが，確定的なものはない．術前の行動障害や抑うつもリスクといわれる．

■混合型

上記2つが合わさっているタイプ．

過活動型のせん妄は識別しやすいが，転倒転落やライン類の自己抜去など問題を引き起こすリスクが高い．一方，低活動型のせん妄は一見すると安静あるいは鎮静が保持されているようにみえるため識別が困難である．無気力，睡眠過多で食事やリハビリが進まないことがある．これらの評価にはICU患者のモニタリングで用いられる，CAM-ICU（Confusion Assessment Method for the Intensive Care Unit）図2，ICDSC（Intensive Care Delirium Screening Checklist）表3が参考になる．

総論：鎮静ガイドラインと実践応用

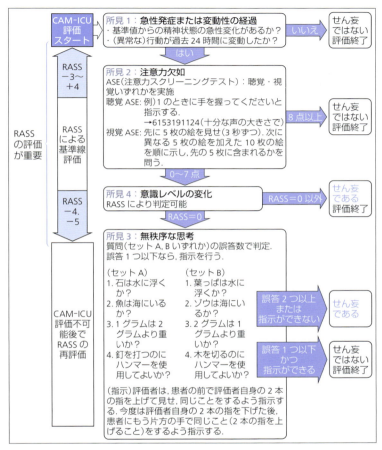

図2 CAM-ICU

評価には患者の状態をみて麻酔覚醒がなされ協力できる状態かを見極める必要あり．術前の意識レベル認知の有無についても把握が必要

表2 Richmond Agitation-Sedation Scale（RASS）

RASS の利用法

Step1： 30秒間患者を観察する．これ（視診のみ）によりスコア 0〜＋4 を判定する

Step2： 1）大声で名前を呼ぶか，開眼するように言う．
2）10秒以上アイコンタクトができなければ繰り返す．以上 2 項目（呼びかけ刺激）によりスコア－1〜－3 を判定
3）動きが見られなければ，肩を揺するか，胸骨を摩擦する．これ（身体刺激）によりスコア－4，－5 を判定

陽性＋は 4 段階，ゼロは落ち着き，意識清明，陰性 –は 5 段階

スコア	用語	説明
＋4	好戦的な	明らかに好戦的な，暴力的な，スタッフに対する差し迫った危険
＋3	非常に興奮した	チューブ類，カテーテル類を自己抜去：攻撃的な
＋2	興奮した	頻繁な非意図的運動，呼吸器ファイティング
＋1	落ち着きのない	不安で絶えずそわそわしている．しかし動きは攻撃的でも活発でもない
0	意識清明な，落ち着いている	
－1	傾眠状態	完全に清明ではないが，呼びかけに 10 秒以上の開眼およびアイコンタクトで応答する
－2	軽い鎮静状態	呼びかけに 10 秒以下のアイコンタクトで応答
－3	中等度鎮静状態	呼びかけに動きまたは開眼で応答するアイコンタクトなし
－4	深い鎮静状態	呼びかけに無反応，しかし身体刺激で動きまたは開眼
－5	昏睡	呼びかけにも身体刺激にも無反応

総論：鎮静ガイドラインと実践応用

表3 ICDSC（Intensive Care Dellrium Screening Checklist）

このスケールはそれぞれ8時間のシフトすべて，あるいは24時間以内の情報に基づき完成される．明らかな徴候がある＝1ポイント：アセスメント不能，あるいは徴候がない＝0ポイントで評価する．それぞれの項目のスコアを対応する空欄に0または1で入力する．

1.	意識レベルの変化 （A）反応がないか，（B）何らかの反応を得るために強い刺激を必要とする場合は評価を妨げる重篤な意識障害を示す．もしほとんどの時間（A）昏睡あるいは（B）昏迷状態である場合，ダッシュ（—）を入力し，それ以上評価を行わない． （C）傾眠あるいは，反応までに軽度ないし中等度の刺激が必要な場合は意識レベルの変化を示し，1点である． （D）覚醒，あるいは容易に覚醒する睡眠状態は正常を意味し，0点である． （E）過覚醒は意識レベルの異常と捉え，1点である．	＿＿＿
2.	注意力欠如：会話の理解や指示に従うことが困難．外からの刺激で容易に注意がそらされる．話題を変えることが困難．これらのうちいずれかがあれば1点．	＿＿＿
3.	失見当識：時間，場所，人物の明らかな誤認．これらのうちいずれかがあれば1点．	＿＿＿
4.	幻覚，妄想，精神障害：臨床症状として，幻覚あるいは幻覚から引き起こされていると思われる行動（例えば，空を掴むような動作）が明らかにある．現実検討能力の総合的な悪化．これらのうちいずれかがあれば1点．	＿＿＿
5.	精神運動的な興奮あるいは遅滞：患者自身あるいはスタッフへの危険を予防するために追加の鎮静薬あるいは身体抑制が必要となるような過活動（例えば，静脈ラインを抜く，スタッフをたたく）．活動の低下，あるいは臨床上明らかな精神運動遅滞（遅くなる）．これらのうちいずれかがあれば1点．	＿＿＿
6.	不適切な会話あるいは情緒：不適切な，整理されていない，あるいは一貫性のない会話，出来事や状況にそぐわない感情の表出．これらのうちいずれかがあれば1点．	＿＿＿
7.	睡眠/覚醒サイクルの障害：4時間以下の睡眠，あるいは頻回な夜間覚醒（医療スタッフや大きな音で起きた場合の覚醒を含まない）．ほとんど1日中眠っている．これらのうちいずれかがあれば1点．	＿＿＿
8.	症状の変動：上記の徴候あるいは症状が24時間のなかで変化する（例えば，その勤務帯から別の勤務帯で異なる）場合は1点．	＿＿＿

8点満点中4点以上が譫妄と診断（感度99％，特異度64％）
1〜3点が亜症候群性譫妄（閾値下譫妄）

💡 Point

- ☑ 鎮静後に意識，呼吸，循環が安定するまでは，十分なモニタリング体制が重要である
- ☑ SpO_2 は有用なモニターであるが，それ以外の理学的所見も呼吸抑制の早期発見に必要である
- ☑ 処置後の痛み，不快感が循環変動のリスクとなることに留意する
- ☑ 覚醒遅延の場合，器質的な脳神経障害の可能性を除外する必要がある
- ☑ 鎮静後のモニタリングとして，不穏・せん妄のチェックも大切である

▶文献

1) 西　信一. 集中治療室における鎮静. In: 飯島毅彦, 他, 監訳. 鎮静法ハンドブック. 東京: メディカル・サイエンス・インターナショナル; 2014. p.230-41.

〈植木隆介〉

総論 15　鎮静後酸素投与

　細胞の生存，ホメオスタシス（恒常性：内部環境維持）にとり，適切な酸素供給は必要不可欠である．二酸化炭素も体内で過剰蓄積しないように，肺胞でのガス交換の維持が重要となる．酸素療法は，低酸素血症の治療および予防を目的に動脈血酸素運搬能を高め，組織の低酸素状態を改善させるために行う．必要性は十分に理解できるが，どのくらいの濃度を，どのくらいの時間続けるのが最善かについては議論が残る．ここでは，鎮静後に酸素投与を必要性とする病態や，漫然と酸素投与を継続することの問題点について概説する．

酸素投与の目的と意義

　酸素投与の意義として以下の2つが期待できる．
- 低下した動脈血酸素分圧（PaO_2）を上昇させ，低酸素に陥った組織への酸素供給を改善する．
- 低酸素血症のより引き起こされた換気亢進や心拍数増加を抑制することで，上昇した肺動脈を低下させて右心負荷を軽減する．

　さまざまな呼吸器疾患の病態と合わせて，酸素療法を考える必要がある呼吸不全の原因分類を示す 図1 ．一般的に酸素療法は，換気血流不均衡（死腔）に対して治療効果が高い．

酸素吸入の開始時期と注意点

　以下のような状態が酸素投与の開始時期とされる．
- 動脈血酸素分圧 PaO_2 が 60mmHg 以下，もしくは SpO_2 が 90％以下，あるいは中枢性チアノーゼを認める場合

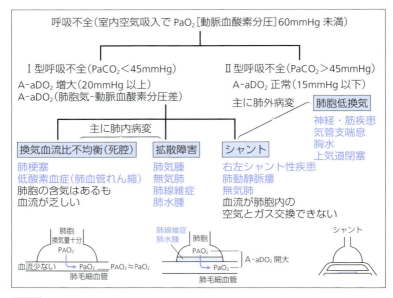

図1 呼吸不全の原因分類

A-aDO₂ 正常（15mmHg 以下）
(Dennis L. Kasper, et al. Harrison's Principles of Internal Medicine. 16th ed. McGraw-hill Professional, 2004, p.1590-1)

- 低酸素血症が予想される場合（治療開始後にSpO₂を確認すること）
- 低酸素症の有無に関わらず以下の場合（重症外傷，急性心筋梗塞，麻酔前後，手術中）
- その他酸素投与が必要と判断した時

　鎮静後は麻酔前後に準ずるとされるが，適切な中止の時間は患者ごとの呼吸状態，覚醒状態により，判断されるべきである．使用した薬剤の呼吸への影響を知ることも必要である 表1 ，表2 ．また，必要な酸素投与の方法器具についても，参考にする．喀痰が粘調な場合は，ネブ

総論：鎮静ガイドラインと実践応用

表1 鎮静に用いる薬剤の呼吸器系への影響

オピオイド （フェンタニル他）	● 上気道，下気道における反射抑制．気管挿管時の反射抑制 ● フェンタニルの鎮咳作用は，モルヒネのような他のオピオイドに比べはっきりしない ● むしろ気管や肺胞の受容体刺激から，延髄咳中枢への入力がおこり，急速投与で咳が誘発されることがある ● 脳幹の呼吸中枢に作用し，用量依存性の呼吸抑制 ● 二酸化炭素，あるいは低酸素による換気促進作用の減弱
麻薬拮抗性鎮痛薬 （ペンタゾシン， ブトルファノール）	● オピオイドと同様の呼吸抑制．呼吸抑制は天井効果がある
チオペンタール	● 用量依存性に中枢性の呼吸抑制をきたす．換気呼吸応答の抑制．喘息発生と気道抵抗増加のリスクあり
ミダゾラム， ジアゼパム	● 用量依存性の呼吸抑制，換気呼吸応答の抑制．麻薬との併用で相乗的に呼吸抑制増強
プロポフォール	● 呼吸抑制が強度．喉頭反射の抑制（誤嚥のリスク），舌根沈下，上気道閉塞をきたしやすい ● 用量依存性に呼吸回数と一回換気量低下，無呼吸，二酸化炭素，酸素分圧低下に対する換気応答の低下
デクスメデトメジン	● 分時換気量の抑制あるも，呼吸抑制は少ない ● 他に比べて舌根沈下による上気道閉塞や咽喉頭反射を抑制しにくい

ライザーなどによる加湿も考慮する．

酸素投与の継続について参考にすべき指標

■ 呼吸状態

呼吸回数，いびき（snoring）の有無，呼吸の深さ（浅い，深大性など），呼吸抑制，呼吸停止の有無

表2 拮抗薬の呼吸器系への影響

オピオイド拮抗薬（ナロキソン）	● 静脈投与した場合，ナロキソンの作用発現は速やか（1〜2分），半減期と作用持続時間は約30〜60分注意深くナロキソンを投与することで，オピオイド過剰による自発呼吸回復が可能. ● 呼吸抑制への拮抗作用が鎮痛作用への拮抗より強いとされるが，過剰投与時には疼痛出現のリスクがある. 疼痛，覚醒，交感神経の活性化などにより，血圧と心拍数の上昇が起こる. ● 副作用として，肺水腫の報告がある. ● 急性退薬症状出現のリスクがある. ● 退薬症状としては，不機嫌，嘔気，嘔吐，筋肉痛，流涙，鼻汁，瞳孔散大，立毛，発汗，下痢，あくび，発熱，不眠などがある.
ベンゾジアゼピン受容体拮抗薬（フルマゼニル）	● 静脈投与した場合，効果発現は速やかで，1〜2分でベンゾジアゼピン系薬物の拮抗効果が現れる. ● 鎮静効果だけでなく，上気道閉塞，呼吸抑制，一回換気量，二酸化炭素換気応答などの改善が期待できる. フルマゼニルの消失半減期は約50分であり，ベンゾジアゼピン系薬剤（特にジアゼパム）の排出時間に比べて短く，再鎮静のリスクがある.

参考：ミダゾラムの薬物動態
ミダゾラムは肝臓でシトクロム P450 3A4 により代謝を受け，ミダゾラムの30%程度の薬効をもつ 1-ヒドロキシミダゾラムとなり，腎臓から排泄される.

■ SpO_2

SpO_2 が90%未満は低酸素血症のため，上気道閉塞があれば，triple airway maneuver（下顎前方運動（挙上），頭部後屈，開口）により気道確保，酸素投与を開始，効果がなければ，バッグバルブマスクによるマスク換気（補助換気，調節換気）を考慮，開始する **表3**，**表4**.

総論：鎮静ガイドラインと実践応用

表3 酸素投与器具と流量，濃度の関係

鼻カニュラ		簡易酸素マスク		リザーバー付酸素マスク	
酸素流量 （L/分）	吸入酸素濃度 の目安（%）	酸素流量 （L/分）	吸入酸素濃度 の目安（%）	酸素流量 （L/分）	吸入酸素濃度 の目安（%）
1	24				
2	28				
3	32				
4	36				
5	40	5〜6	40		
6	44	6〜7	50	6	60
		7〜8	60	7	70
				8	80
				9	90
				10	90〜

鼻カニュラの目安 21（%）＋〔酸素流量（L/分）×4%〕

表4 上気道狭窄や閉塞を疑う呼吸様式，所見

- 奇異呼吸（シーソー呼吸）
  ⇒息を吸ったときに胸部が下がって腹部が上がり，息を吐いた時には胸部が上がって腹部が下がる呼吸の型．舌根沈下，喉頭浮腫，気道内異物などによる気道閉塞時にしばしば認める．左右差，胸部の一部の運動異常も含み，一側の無気肺，気胸，血胸，頸髄損傷，胸部動揺（flail chest）などとの鑑別も要する

- Tracheal tug
  ⇒吸気時に高い陰圧がかかり，喉頭（輪状軟骨）が下方に引っ張られるサイン：努力吸気が強い時や，上気道閉塞時に見られる危険なサイン

- 陥没呼吸
  ⇒胸骨上窩や鎖骨上窩，肋間などが陥没する呼吸様式．気道閉塞などで強い胸腔内陰圧がおこり認められる．胸骨上窩は上気道閉塞，肋骨弓下，肋間は下気道閉塞を示唆する．

- 吸気性喘鳴（stridor）
  ⇒高調は，主に吸気時に生じる音．上気道の狭窄部や部分的閉塞部を空気の乱流が急速に通り抜ける際に生じる．小児では，グループ症候群，異物誤嚥などで認められる．

JCOPY 498-05542

■カプノグラム

鼻カニューレタイプや口元に装着したサンプリングチューブにより検出する．周囲の空気による希釈，鼻呼吸，口呼吸とチューブの位置で拾いにくいことがある．

■頸部の呼吸音

非侵襲的かつ連続的に，呼吸数を測定可能なモニターあり〔例：アコースティックモニタリング™（マシモ社製）〕．

SpO₂ を指標に，酸素投与を減量，中止する際の注意点

SpO_2 の値の継続的モニタリングや推移も重要であるが，数値のみにとらわれず，バイタルサインを含めた全身状態を観察することが必要である．空気呼吸下で，SpO_2 で＞93〜95％を維持するという意見もあるが，どの濃度で，何時間かというのは明確に標準化された指針はない．もとの呼吸状態も念頭に入れ，呼吸機能を低化させる病態の出現，また夜間などの睡眠時無呼吸に留意する必要がある．また，酸素を長く続けることで，酸素化の悪化がマスクされる可能性や，分時換気量の低下，低酸素血症，高二酸化炭素血症に対する換気応答が働きにくくなり，高二酸化炭素血症が増強するリスクに留意する．

呼吸状態が不安定な患者では，確実なモニタリング，呼吸抑制への迅速な対処を行う目的で，ICU 入室を検討すべきである．

術後酸素投与のトピックと中止の判断

手術を受ける患者における周術期の酸素投与による研究で，高濃度酸素を投与した群で，創部感染の低下を認めた報告があるが，逆の報告もあり評価は一定していない．ただし，鎮静薬の残存効果や起こりうる再鎮静，睡眠時無呼吸による低酸素血症には，酸素投与が必要である．したがって，呼吸状態の観察，SpO_2 モニタリングのもとで，減量，一時

総論：鎮静ガイドラインと実践応用

中止，中止後の評価，中止後の経過観察という流れが重要と考える.

💡 Point

- ☑ 鎮静後に覚醒状態，呼吸状態（呼吸抑制から回復過程）に応じた酸素投与は必要だが，決して漫然と投与しない
- ☑ 一般的な酸素療法の開始の基準は，逆に中止の時期を考慮する意味でも参考になる
- ☑ 酸素投与の中止，継続の判断には覚醒状態や呼吸器系理学所見の確認も重要である
- ☑ 酸素投与が低酸素，低換気をマスクし，高二酸化炭素血症を見逃すリスクを念頭に置く
- ☑ 酸素中止後も，呼吸状態のチェックが勧められる

▶文献

1) 櫛方哲也, 廣田和美. Ⅲ. 静脈麻酔薬の薬理: 各論. In: 稲垣喜三, 編集. 静脈麻酔. 東京: 克誠堂出版; 2014. p.37-59.

〈植木隆介〉

総論 16　鎮静後の退室基準

　鎮静後の退室基準は，施設の構造や設備，マンパワーを考慮し，医療安全を念頭に取り決める．鎮静処置を受ける患者の全身状態，合併疾患にもよるが，Aldrete スコアが参考になる 表1．本スコアでは，鎮静で影響を受ける，意識レベル，呼吸，循環，身体活動性の回復を見る．加えて，誤嚥を防ぐための飲水テスト，嚥下機能評価や歩行開始時のふらつき，転倒予防，排尿，排便，飲水，食事開始時期もクリニカルパスの導入を含め，一定の取り決めやチェックリストを作成する．その上で，患者さん個々の処置前状態，回復状態をしっかりと見極め，フォローすることが求められる．

Aldrete スコアと修正 Aldrete スコア

　表1，表2 に上記2つのスコアを示す．修正 Aldrete スコア 表2 では，Aldrete スコアに術後痛，嘔吐症状を追加し，循環動態変動もより厳密にしている．悪心，嘔吐は，誤嚥（胃液含む）のリスクもあり，鎮静後の注意すべき合併症である．術前からの誤嚥リスク評価が重要である 表3．同基準を満たせば，欧米では，日帰り手術患者は PACU またはリカバリー（回復室）からより安定した患者を診る観察室へ移送される．同基準は，手術室，処置室から一般病棟への移送が可能かどうかをみる評価基準としても利用できる．

処置室，回復室で注意すべき合併症

　表4 に処置後に注意すべき合併症を示す．深い鎮静では，鎮静の連続性から，容易に全身麻酔に移行しうるため，全身麻酔と同様の合併症

総論：鎮静ガイドラインと実践応用

表1 Aldrete スコア

評価項目	評価内容	スコア
身体活動性	命令に従って手足を適切に動かすことができる	2
	命令に従って手足を動かせるが，動きが緩慢である	1
	命令に従って手足を動かすことができない	0
呼吸	深呼吸と十分な咳ができる	2
	呼吸困難もしくは自発呼吸が10回/分未満	1
	無呼吸	0
循環	血圧が処置前の値より±20mmHg	2
	血圧が処置前の値より±21〜49mmHg	1
	血圧が処置前の値より±50mmHg	0
意識レベル	全覚醒	2
	呼名で覚醒	1
	無反応	0
酸素飽和度	空気で酸素飽和度≧92%を維持できる	2
	酸素飽和度≧92%を維持するのに酸素が必要	1
	酸素投与しても酸素飽和＜90%	0

※合計点数10点満点で評価する．
5点以下：回復室に入室させ，バイタルサインを監視する．
6〜8点：一般病棟に移動可能であるが，病棟でバイタルサインの監視を継続する
9点および10点は外来手術では，帰宅可能である．ただし，家族を家で看視する責任のある成人の付き添いのもとに帰宅することが条件となる．一般病棟でも特別な監視は必要ない．

が生じうることを念頭に置く．鎮静中に舌根沈下から経口もしくは経鼻エアウェイを挿入した場合，歯牙損傷や舌浮腫，鼻腔や口腔の粘膜損傷に留意する．

表2 修正 Aldrete スコア

	評価項目	スコア
意識レベル	覚醒していて見当識がある	2
	軽い刺激で目覚める	1
	体に触れる刺激でのみ反応する	0
身体活動性	命令に従って四肢を動かすことができる	2
	四肢の動きが若干弱い	1
	随意的に四肢を動かすことができない	0
循環動態の安定性	血圧が麻酔前の基準値の 15%以内	2
	血圧が麻酔前の基準値の 15〜30%の範囲	1
	血圧が麻酔前の基準値の 30%以上以下	0
呼吸状態の安定性	深呼吸ができる	2
	咳を十分にできるが頻呼吸がある	1
	咳が十分にできず, 呼吸困難もある	0
酸素飽和度	空気呼吸のもとで 90%以上を維持できる	2
	酸素投与が必要 (鼻カニューレ)	1
	酸素投与でも 90%以下	0
術後痛の評価	疼痛なし, または軽度の不快感	2
	中等度から高度の疼痛で, 鎮痛薬の静脈内投与でコントロール可能	1
	持続する高度の疼痛	0
術後の嘔吐症状	症状なし, または軽度の悪心で嘔吐はなし	2
	一過性の悪心, 嘔吐	1
	中等度から重度の悪心・嘔吐が持続する	0
合計		14

※観察室へ移送するためには, 少なくとも 12 点が必要で, スコアが 0 点のカテゴリーが 1 つでもあってはいけない.

総論：鎮静ガイドラインと実践応用

表3 誤嚥のリスク因子

- フルストマック（食後6時間以内）
- 肥満（GER；gastric emptying rate：胃内容排出速度が遅い）
- 挿管困難，胃食道逆流：gastroesophageal reflux など
- 妊娠（GER が遅い，挿管困難，胃食道逆流，子宮により胃圧迫，陣痛への鎮痛薬などから）
- 高齢者（下部食道括約筋，胃運動機能低下などから）
- 意識レベル低下，神経疾患（パーキンソンなど）
- 消化管閉塞（イレウス，幽門狭窄など）
- GER〔胃内容排出速度低下（外傷，ICU 患者，DM，腎不全など）〕
- 胃酸酸性増加

表4 処置後の回復室で認めうる合併症（例）

- 呼吸器：上気道閉塞，低換気，低酸素血症，無気肺，喉頭痙攣，気管支攣縮，肺水腫，誤嚥性肺炎
- 循環器：低血圧，高血圧，不整脈，心筋虚血，各種のショック
- 嘔気，嘔吐
- 覚醒遅延
- 精神状態の変化：傾眠，不穏，せん妄，興奮，精神運動障害
- シバリング，体温低下，発熱，発汗
- 咽頭痛*，頭痛
- 薬物アレルギー
- 神経障害（処置中の同一体位，圧迫など）

* Airway 挿入後など，咽頭痛の可能性

回復室からの退室許可基準（周術期管理チームテキスト，日本麻酔科学会編）

　日本麻酔科学会の周術期管理チームテキストに回復室からの退室許可基準が掲載されており，深鎮静の患者の処置室，回復室から病棟へ帰室する際の基準の参考になる[3]．退室を許可した医師が診療録に記録を残

表5 回復室からの退室許可基準
〔対象: 成人全身麻酔, 硬膜外麻酔, 脊髄くも膜下麻酔〕

1. 意識	a) 刺激をしないでも覚醒している
	b) 簡単な命令に従うことができる
2. 呼吸	a) 抜管されている
	b) 気道閉塞がない
	c) 気道反射が保たれている
	d) 動脈血酸素飽和度 96%以上（酸素投与下でも可）
	e) 呼吸数 8〜25 回 /min
3. 循環	a) 心拍数 60〜100bpm
	b) 不整脈なし
	c) 血圧　術前の± 20%以内
	d) 出血なし
4. 痛みと悪心・嘔吐	a) 痛みが許容できる
	b) 悪心・嘔吐が許容できる
5. 低体温とシバリング	a) 36.0℃以上
	b) シバリングなし
6. 区域麻酔	a) 麻酔域（運動および感覚）が許容範囲である
	b) 硬膜外カテーテルから局所麻酔薬をボーラス注入で 30 分以上経過している

特記事項
1. 担当麻酔科医, または麻酔科指導医が退室を許可する.
2. 退室を許可した医師は診療録に記録を残す.
3. 患者が退室基準を満たさない場合は, 担当麻酔科医, 麻酔科指導医, 担当科主治医で協議し対応する.
4. 退室する際は, 患者の情報を搬送先の担当者（主治医および担当看護師）に申し送る.

同基準の対象にならない症例: 1. 局所麻酔症例, 2. 小児症例, 3. 集中治療室に収容する症例

（日本麻酔科学会. 周術期管理チームテキスト. 第 3 版. 2016. p735–40[3]）

総論：鎮静ガイドラインと実践応用

すこと，退室時の申し送りを特記事項に記載している 表5．深鎮静においても同基準はチェックリストの意味でも参考になる．

日帰りの鎮静処置患者への注意点

　日帰りの処置で鎮静処置を行った患者の帰宅を許可する場合は，病棟で経過観察を行う場合よりもさらに厳密なチェックが大切になる．高齢者では，鎮静薬および代謝産物の体内残存により，注意力低下，転倒リスクが危惧される．当日は車や自転車の運転は禁止し，必ず，介助，看視できる家族の存在，付き添いを確認する．また，夜間，休日の緊急連絡先の伝達は大切である．

💡 Point

- ☑ Aldrete スコアと修正 Aldrete スコアは退室基準の参考となる
- ☑ 回復室では，覚醒状態を確認しつつ，呼吸，循環を中心に合併症の発生を防止する
- ☑ 日本麻酔科学会の回復室からの退室基準は，鎮静患者の退室のチェックリストにもなる
- ☑ 鎮静を受けた患者が帰宅する場合，家族や付き添いの存在を確認する

▶文献

1) Aldrete JA, Kroulik D. A postanesthetic recovery score. Anesth Analg. 1970; 49: 924-34.

2) White PF, Song D. New criteria for fast-tracking after outpatient anesthesia: a comparison with the modified Aldrete's scoring system. Anesth Analg. 1999; 88: 1069-72.

3) 日本麻酔科学会・周術期管理チーム委員会, 編. 回復室の退室許可. 周術期管理チームテキスト. 第3版. 日本麻酔科学会. 2016. p.735-40.

〈植木隆介〉

各論I
患者対応と医療安全

Ⅰ-1　鎮静前の不安への対応

　鎮静前の不安は，鎮静を行うために必要な鎮静薬の投与量を増やす可能性がある．成人の場合には，十分な説明をし，理解を促すことが重要である．小児の場合には，患児の各年代により対応が異なるだけでなく，介護者も含めたケアが必要となってくる．

患者の評価

　以下の項目につき患者を評価し，検査・術式を検討したうえで，鎮静の方法や危険性を検討する．

- 精神的状態: 精神疾患，向精神薬の既往，けいれんなど
- ASA PS（American Society of Anesthesiologist での Physical Status）にて身体的評価: 原則 ASA 1 から合併症が管理されている ASA 2 までとする．
- 気道の評価: 閉塞性睡眠時無呼吸（OSAS），小顎，短頸，肥満（BMI >30）扁桃腺肥大など．
- 検査の種類と術操作の範囲の確認: 気道との関係，時間，体位などから，鎮静のレベルや方法を決める．

成人の場合

- 成人では，検査や鎮静の流れを説明し理解を得る．
- 患者に鎮静薬だけでなく，十分な鎮痛薬が投与されることを伝えることにより不安が軽減することもある．この点は，安定した鎮静を保つうえで，重要なポイントである．
- 鎮静自体の利益，限界，危険性，必要ならば他の選択肢も説明しつ

つ，同意を得る．

▶非薬理学的方法[1]：成人では薬物以外に以下のような介入が報告されている．

①行動療法…患者の不安を助長しないように，また負のサイクルに入り込まないようにする．患者が自分自身の不安を管理できるよう，リラックス法や系統的脱感作法を伝える．系統的脱感作法とは，不安や恐怖の際にはリラックスできていないことから，不安の対象となる状況・物に対して，リラックスできるように筋弛緩法を用い患者が脱感作と呼ばれるリラックスした状態を作る．そして十分にリラックスした状態で階層的に低い不安対象に曝露していく技法を使う．最終的に実際に恐怖や不安を感じなくなるまで続ける．

②鍼・指圧…東洋医学の要素を加え，患者がリラックスでき，鎮痛効果も期待できる．

③催眠法…日本ではあまり見られないが，催眠をかけることにより，恐怖や不安を少なくさせることが可能である．

小児の場合

■ 介護者の精神状態のサポート

幼児期から年少の時期では，介護者の精神状態が不安定だと患児の精神状態が不安定となりやすい．介護者への鎮静の方法，リスク，対処などを含めた詳細な説明を行い理解を得たうえで，介護者と患児に接することが安定した鎮静を目指すためには，重要である．また介護者の体調管理も併せて行う．

■ 自然睡眠の活用

小児の場合，睡眠のパターンを崩さないような環境を作り，検査当日に臨むことが望ましい．例えば，術前に小児の睡眠パターンを聞き取

り，検査の時間に合わせ，当日の朝はいつもより早めに起床させる工夫や，検査の時間によっては，午睡をさせず検査にいくようにする工夫など，自然睡眠を活用する方法を考える．

■ **各年代にあった説明の工夫**

子供の各年代により，説明の仕方も異なるため，図1 を参考に各年代にあった説明を心がけるとよい．乳児期には両親の不安の緩和に，幼児期前半はあらかじめマスクで遊ばせたり，鎮静導入時に親が同席することが幼児の安心につながる．幼児期後半ではごっこ遊びや絵で説明をし，学童期では理解に個人差があるため，写真・人形などを用い説明するとよい．思春期以降はプライバシーの確保にも気を遣いながら具体的な疑問や不安に対応することが重要である．また，アレルギー歴を聞くことも大切である．

■ **母乳の活用**

新生児から乳児期の患児は，できる限り鎮静薬を用いずにミルク摂取

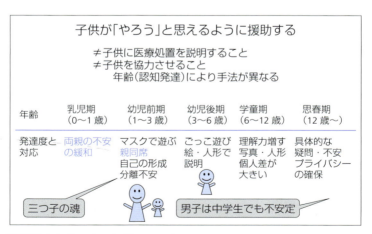

図1 **各年代にあった説明の工夫**

のみで入眠をうながすこともある．（母乳の方が人工乳よりも消化が早く，誤嚥のリスクを少しでも減らすならば，母乳の方が好ましい．）ただし，軽い鎮静の場合であり，中等度以上の鎮静では，2-4-6ルールによる水分管理が用いられる．

Point

- ✓ 検査や鎮静の流れの理解を促す
- ✓ 鎮静だけでなく，必要時に十分な鎮痛薬が投与されることを説明する
- ✓ 患児だけでなく，両親への説明を十分に行う
- ✓ 新生児・乳児の場合，自然睡眠を上手に活用する

▶文献

1) American Dental Association. Guidelines for teaching pain control and sedation to dentists and dental students the ADA house of delegates. Adopted by the ADA House of Delegates. 2016.

〈虻川有香子〉

I-2 鎮静前の病棟からの申し送りで確認・注意すること

　申し送りは，それまでの患者の様子，また希望を踏まえ，医療者が安全に同じ方針で医療を行うために行っている．通常行っている以下の申し送りに加えて重要事項を押さえておく．

■ 通常の申し送り

- ▶ 患者名，検査部位（左右がある場合には，そのマーキングの有無），検査・手技の所要時間
- ▶ 同意書
- ▶ 術前の内服薬の有無
- ▶ 絶飲食の確認
- ▶ 既往歴
- ▶ 感染症の有無
- ▶ アレルギーの有無（特にゼラチンアレルギーの有無を忘れずに）
- ▶ 義歯・動揺歯，メガネ・コンタクトの有無

気道の評価

　上気道閉塞や喉頭痙攣を惹起させる要因の，風邪を含む新たな上気道の分泌物の有無や，換気困難となりうる因子を事前に把握しておく．もし急性期の上気道炎などが存在した場合には，鎮静の延期も考慮する．

体重測定

　評価のための外来受診から時間が経過していることもあるため，最新の体重を確認する．成人の透析患者では，透析の有無が体重を大きく左右させ，小児では成長が大きく関わってくるため最新の情報を病棟より

得る.

バイタルサイン

常用薬の内服の有無, 食・飲水止めによる脱水, 緊張などにより変化するため, 確認が必要である. 術前投与が行われている場合には副作用が出ていないか鎮静の前に確認する.

注意事項の確認（食止め・飲水止め）

鎮静は常に, 深い鎮静である全身麻酔に切り替わる可能性がある. そのため, 食・飲水止めは, 非常に重要である. 守られていない場合には鎮静を延期する.

病棟へ帰る際の準備について

鎮静後バイタルを見て安全を確認した後, 移動を開始したにもかかわらず, 複数の鎮静薬による予期せぬ相乗効果により[1,2], 移動中に上気道閉塞や低換気となり, マスク換気が必要になることも稀ではない. 酸素ボンベ, 酸素マスクのみならず, 適切なサイズのバックバルブマスク, ナーザルエアウェイ, 吸引器具などの使用ができるかの確認が必要である. また上気道を確保するうえで, 肩枕などに使用できるタオルなども移動のベッドに乗せておくこともよい.

Point

- ☑ 最新の気道の評価を行う
- ☑ 体重確認を行う
- ☑ バイタルサインの確認を行う
- ☑ 食止め,飲水止めを行う
- ☑ 注意事項の確認を行う
- ☑ 病棟へ帰室する際の準備を確認する

▶文献

1) Malviya S, Prochaska G, et al. Prolonged recovery and delayed effects of sedation for diagnostic imaging studies in children. Pediatrics. 2000; 105: E42
2) Mayers DJ, Hindmarsh KW, Sankaran K, et al. Choral hydrate disposition following single-dose administration to critically ill neonates and children. Dev Pharmacol Ther. 1991; 16: 71-7.

〈虻川有香子〉

I-3　点滴確保時の注意点

　鎮静前に点滴を確保する目的は，安全で効果的に薬物や輸液を直接投与することである．確保した点滴は，鎮静薬を適切に投与する目的だけではなく，循環虚脱など急変時に輸液療法や薬物治療を行うための重要なラインでもある．

なぜ点滴確保が重要なのかを説明する

　一見全身麻酔と比較して鎮静は安全と思われがちであるが，鎮静薬を使用するということは全身麻酔と同様に循環・呼吸抑制の合併症が発生する可能性がある．加えて鎮静薬を確実に行うためには，点滴確保し，血管内に鎮静薬を確実に投与することが重要である．

　以上より鎮静を行うためには点滴確保が必須であり，その旨を患者さんには十分に説明して理解してもらう．

点滴確保の方法を確認する

　点滴確保を行うために点滴確保に必要な器具や物品 表1 を準備し，その上で点滴確保を行う．点滴確保でもっとも重要なことは点滴確保する静脈の選択である．手術部位，患者の体位，診断処理，術後の活動度，留置期間などを考慮して選択する．

　例えば，66歳の女性で右乳癌手術（リンパ節郭清も行っている）後の患者の上部内視鏡検査の点滴確保部位は，右上肢からは点滴を取らずに留置期間は短期間になる可能性が高いため末梢静脈からの点滴を選択する．

| 表1 | 点滴確保時に必要な物品 |

- シングルユース手袋
- アルコールとポピヨンヨードなどの局所消毒薬
- 駆血帯
- 静脈カテーテル（静脈穿刺針）
- リドカイン，小児は局所麻酔クリーム
- シリンジセット，ツベルクリンシリンジ，輸液セット，輸液剤
- 固定のテープ，カテーテル保護器具
- 抑制帯

点滴確保後の合併症を知る

点滴確保後には発生する合併症の発生率は非常に低いが，発生すれば適切な対処が必要である．

■ 静脈炎

点滴留置後に発生する血管壁の急性炎症であり，発赤や痛み，熱感を引き起こす．発生率は5%未満と報告されている．挿入法や投与した薬物の種類，カテーテルのサイズや長さなどが要因として関与している．治療はカテーテルの抜去である．予防として厳密な無菌操作と48〜72時間ごとのカテーテルの入れ替えを推奨している．

■ 局所感染

無菌操作の不徹底により生じた静脈挿入部位の汚染である．発赤や痛み，熱感，場合によっては膿性の浸出液が発生する．治療はカテーテルの抜去，カテーテル先端の培養，必要であれば抗菌薬の投与である．予防としては静脈炎と同様に厳密な無菌操作と48〜72時間ごとのカテーテルの入れ替えを推奨している．

■ 血管外漏出

点滴確保時に静脈が破損した場合や，点滴が正しく留置されていない時に発生する．痛み・腫れが主症状で点滴を抜去し温湿布で漏出部位を

圧迫する．
■血腫（あざ）
点滴挿入・抜去時に発生する挿入部位のあざと痛みを症状としている．点滴を抜去し温湿布で漏出部位を圧迫する．

> **Point**
> - ☑ 点滴確保は鎮静薬を正確に投与するために必要である
> - ☑ 鎮静薬投与後，循環・呼吸抑制が発生した時に確保された点滴から対処する
> - ☑ 点滴を確保する時は，必要物品を揃えて確保する血管を十分に考慮する
> - ☑ 点滴確保後の合併症に十分に留意する

▶文献
1) 飯島穀彦, 上農喜朗, 監訳. 鎮静法ハンドブック. 東京: メディカル・サイエンス・インターナショナル; 2014.

〈上嶋浩順〉

I-4 経皮的酸素飽和度（SpO$_2$）の評価と注意点

　経皮的酸素飽和度（SpO$_2$）は酸素化の代表的な指標として測定されている．SpO$_2$ は非侵襲的かつ連続的に測定できる指標であり，酸素化の有効な評価方法として使用されているが，評価方法を誤ると低酸素血症の対応が遅れて重篤な合併症に繋がる．

経皮的酸素飽和度（SpO$_2$）とは

　酸素飽和度とは血液中の全ヘモグロビンにおける酸素ヘモグロビンの比率である．つまり酸素飽和度は各臓器に運搬される酸素量の指標であり，酸素が十分供給できているかの指標になる[1]．

　検知器（プローブ）を指先や耳などに装着して，非侵襲的に酸素飽和度を測定した値を経皮的酸素飽和度（SpO$_2$）という．SpO$_2$ は 97％以上（最高は 100％）が正常値である．

SpO$_2$ 100％と酸素分圧（PaO$_2$）100mmHg は同じ？ — SpO$_2$ と PaO$_2$ の関係性—

　動脈血酸素分圧（PaO$_2$）とは，血液中に溶存している酸素の量を表したものである．SaO$_2$ と SpO$_2$ の関係は 図1 のように直線的な比例関係では S 字状のカーブを示す（ヘモグロビン酸素解離曲線）．

　図1 のグラフより SpO$_2$ が 90％あたりから PaO$_2$ は急激に低下している．つまり SpO$_2$ 90％以下になると酸素供給が急激に低下することを示しており，臨床的に重要である．また高濃度酸素吸入が行われていても SpO$_2$ は 100％以上の値を示さない．

I. 患者対応と医療安全

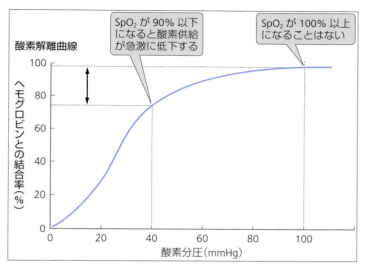

図1 SpO₂ と PaO₂ の関係性

SpO₂ 測定中に気をつけるべきこと
―酸素化のモニターは SpO₂ だけで十分なのか？―

　SpO₂ が 90％以下になると酸素供給が急激に低下することを踏まえて SpO₂ を 90％にまで低下させないような管理が重要である．そのため呼吸をしっかり管理する．十分酸素化された成人の患者が呼吸停止になってから SpO₂ が 90％になるまで約 6 分の猶予がある[2]．つまり呼吸をしっかり管理することにより，早期に低酸素に対する処置を行うことができる．

SpO₂ 低下は低酸素血症？ ─測定エラーを除外する─

SpO₂ が異常値を示した時，実際の酸素飽和度が低下している場合と測定エラー 表1 を間違えないことが重要である．

表1 以外でも麻酔中は吸入酸素濃度の低下，低換気，無気肺，気胸や片肺換気などはもちろん，呼吸回路の外れや気管チューブの閉塞・位置異常などの起動トラブルなどが原因でも酸素飽和度が低下する可能性がある．

どちらにしても SpO₂ が異常値を示した時は，酸素飽和度が本当に低下しているかどうか確認することが重要である．

表1 SpO₂ の測定エラーの原因

- 測定部位の血流低下（末梢循環不全，低体温，心拍出量低下）
- 体動
- 色素の投与（メチレンブルー，インドシアニングリーンなど）
- マニキュア
- 周囲光
- 電気メスによる電気的干渉
- 異常ヘモグロビン（メトヘモグロン血症や一酸化炭素中毒による CoHb 血症）
- プローブの位置異常や欠陥

💡 Point

☑ 経皮的酸素飽和度（SpO₂）は酸素化の代表的な指標である
☑ SpO₂ 90%以下になると酸素供給量が急激に低下する
☑ 呼吸のモニタリングも同時に行う
☑ SpO₂ の測定エラーに気をつける

I．患者対応と医療安全

▶文献

1) 日本麻酔科学会. 安全な麻酔のためのモニター指針. 2009. http://www.anesth.or.jp/guide/pdf/monitor2.pdf
2) Benumof J, Dagg R, Benumof R. Critical hemogrobin desaturation will occur before return to an unparalyzed state following 1mg/kg intravenous succinylcholine. Anesthesiology. 1997; 87: 979-82.

〈上嶋浩順〉

I-5   主な鎮静薬・鎮痛薬とその注意点

薬理学の基礎

　鎮静薬や鎮痛薬を考える上で基本的な薬理学を知っておく必要がある．受容体に結合して受容体を活性化する薬物を作動薬（アゴニスト），反対に受容体に結合するが受容体を活性化せず，アゴニストをブロックするものは拮抗薬（アンタゴニスト）という．また，2つの薬物を使用した場合にその効果が本来より大きく発現する場合は相乗効果という．鎮静薬であるベンゾジアゼピンとオピオイドの併用で鎮静効果が大きく出て深い鎮静深度となる．また，1つの薬でも年齢や各個人の薬物感受性が違い，作用が異なる．これらを薬物動態学（pharmacokinetics）や薬力学（pharmacodynamics）といって，知っておく必要がある．さらに薬物が投与されてから血中濃度が50％となるまでの時間を消失半減期といい，追加投与や覚醒までの時間を推定するのに必要な指標である．持続投与や頻回の追加投与の場合には context-sensitive half-time（CSHT）とういう考え方もある．

主な鎮静／鎮痛薬

　中等度以上の鎮静で用いる代表的な鎮静／鎮痛薬を 表1 に示す．代表的な鎮静薬としてはミダゾラムなどのベンゾジアゼピン，プロポフォール，デクスメデトミジンなどがある．鎮痛薬としてはフェンタニルやペンタゾシンなどのオピオイドがある．鎮静と鎮痛ともに効果があるケタミンも良く用いられる．注意点はベンゾジアゼピンとオピオイドを併用した時によくみられる相乗効果である．鎮痛薬を投与したにもかかわらず，鎮静効果が強く出ることがあるので常に観察が必要である．

I. 患者対応と医療安全

表1 代表的な鎮静薬・オピオイド

薬物名	投与量		作用発現時間	作用持続時間	注意事項
	小児	成人			
ミダゾラム	初期: 0.05〜0.1mg/kg投与. 維持: 0.025mg/kgを5分ごとに投与, 最大0.2mg/kg	初期: 0.5〜2.5mgを2分かけて投与. 維持: 0.5mgずつ投与, 最大5mg	1〜5分	1〜2.5時間	
プロポフォール	—	初期: 10〜50mg 維持: 25〜100μg/kg/min	30秒	2〜4分	卵, 大豆油アレルギーの患者には投与しない. 投与時に血管痛あり.
デクスメデトミジン	—	初期負荷: 6μg/kg/hrで10分間 (1〜2μg/kg/hrというものもある). 維持: 0.2〜0.7μg/kg/hr	10〜15分	5〜15分	
フェンタニル	推奨されない	初期: 0.05〜2μg/kgを3〜5分で投与. 維持: 1μg/kgを30分間隔で	30〜60秒	30〜60分	
ケタミン	初期: 1〜2mg/kg静脈内投与 2mg/kg筋肉内投与	初期: 10mg	1分	5〜15分	

I-5 主な鎮静薬・鎮痛薬とその注意点

■ ミダゾラム

ベンゾジアゼピン系薬は抗不安，健忘，鎮静作用があり，中等度以上の鎮静には必須である．特に鎮静作用が強く，ジアゼパムの3倍ほどの鎮静効果がある．特に健忘作用が強い効果がある．しかし，作用が発現するのに2分ほどかかる，消失半減期は1.8〜6.4時間である．

短時間の中等度鎮静では0.05〜0.1mg/kgで十分な効果が得られる．高齢者，心不全や肝障害のあるような患者では半減期が2倍以上に延長するので注意が必要である．持続投与の場合は個人差が大きい．

■ プロポフォール

プロポフォールは脂溶性がきわめて高いのでボーラス投与後すみやかに鎮静効果が得られる．再分布も早いため，速やかに覚醒する．このため全身麻酔導入や深鎮静が必要な場合にも用いられる．消失半減期は0.5〜1.5時間とミダゾラムよりかなり早い．ただし，呼吸抑制作用や循環抑制作用が強く，注意が必要である．また，プロポフォールは24時間以上の使用により乳酸アシドーシス，筋崩壊などを起こすことがあるので注意が必要である．また，プロポフォールの組成は大豆泊，グリセリン，卵黄レシチンなどからなり，これらの物質にアレルギーがある場合は使用を避ける．また，感染と高トリグリセリド血症のリスクも考慮しておくべきである．

■ デクスメデトミジン

デクスメデトミジンはα_2作動薬で，人工呼吸中の鎮静に用いられることが多い．鎮静作用と弱い鎮痛作用がある．呼吸抑制が少なく，抜管後も使用可能である．また，青斑核に作用し，自然な睡眠に近いとされている．消失半減期は2〜3時間である．交感神経作用がない迷走神経刺激作用があり高度徐脈を起こすことがある．

■ フェンタニル

フェンタニルの鎮痛作用はモルヒネより強く，効果発現まで30秒〜

I．患者対応と医療安全

1分で，作用時間は1〜2時間で，消失半減期は1.5〜6時間である．効果発現が早く，作用時間も短く非常に使いやすい．ただし，ミダゾラムと併用した場合にミダゾラムの効果を著しく増強する相乗効果が強いので注意が必要である．また，嘔気や便秘などの副作用がある．

■ ペンタゾシン

中等度鎮静では非常によく使われる．鎮痛作用はモルヒネの1/4〜1/2であり，フェンタニルのなどの麻薬性鎮痛薬とは拮抗性を示すので併用しない．嗜癖性が強い，悪心，嘔吐 などの副作用がある．

■ ケタミン

ケタミンは解離性麻酔薬といわれ，大脳辺縁系に作用せず，大脳皮質に選択的に作用する麻酔薬である．鎮静効果と強い鎮痛効果があり作用発現は1分以内である．交感神経刺激作用，気管支拡張作用がある．呼吸抑制があまりなく，中等度鎮静では使用しやすいが，気管分泌物増加や悪心・嘔吐がある．

■ フルマゼニル

フルマゼニルはベンゾジアゼピン受容体の選択的かつ競合的拮抗薬であり，濃度依存性に拮抗する．ベンゾジアゼピンの鎮静効果だけでなく，オピオイドを併用した場合の換気抑制も拮抗する．低用量（〜0.5mg）では鎮静を浅くする程度であるが，高用量（0.5mg〜）ではベンゾジアゼピンのすべてを拮抗する可能性がある．特に痙攣の既往ある場合にはフルマゼニルで痙攣が誘発されることもある．また，ベンゾジアゼピンの作用時間は最大6時間であるが，フルマゼニルの作用時間は0.5〜1時間であるため，一旦覚醒しても再度鎮静されることもあるので観察が必要である．

■ ナロキソン

ナロキソンは全てのオピオイド受容体（μ，κ，δ）に非選択的に作用し，競合的に拮抗する．オピオイド投与による鎮痛や換気抑制に拮抗

する．作用時間は短く30〜45分である．追加投与しないとオピオイドの作用が再度出てくる．ナロキソンは主として肝臓で代謝される．副作用は頻脈，高血圧，悪心，嘔吐などがある．

まとめ

それぞれの薬物の作用，副作用に関して知った上で侵襲と患者の状態を把握してゆっくりと滴定投与する必要がある．安易に追加投与や増量，オピオイドの併用は呼吸抑制や循環抑制などの副作用を起こす結果になる．鎮静は連続性があり，深くなると全身麻酔となる点を常に心がける必要がある．

最後に，多くの鎮静薬が日本では気道確保しない鎮静では適応外使用である点は知っておくべきである．

💡 Point

☑ 鎮静薬と鎮痛薬の違いを理解する
☑ 鎮静薬と鎮痛薬は相互作用がある
☑ 各薬物の作用発現時間と作用持続時間を知っておく必要がある
☑ 拮抗薬に関しても作用発現時間と作用持続時間を理解し，投与薬物の作用時間を比べる必要がある

▶文献
1) 飯島毅彦, 上農喜朗, 監訳. 鎮静法ハンドブック. メディカル・サイエンス・インターナショナル; 2014.

〈安宅一晃〉

I-6 処置時鎮静における局所麻酔薬の意義と注意点

　処置の種類にもよるが局所麻酔で鎮痛が可能な場合はできるだけ活用するとよい.

　局所麻酔で鎮痛ができればオピオイドなどの鎮痛薬は不要あるいは減量可能である. オピオイドによる鎮痛は呼吸抑制や悪心・嘔吐といった副作用があるため, 投与量を調節する必要がある. また, 鎮静薬との相乗作用により鎮静度にも影響を与える. 局所麻酔では副作用は少なく安全な鎮痛法である. 可能な限り局所麻酔薬を活用し, 他の鎮痛薬や鎮静薬を減量することで安全で確実な処置鎮静が可能となる.

局所麻酔の種類

処置時の局所麻酔にはいくつかの方法がある.

■ 表面麻酔

　体表面に高濃度の局所麻酔薬を投与して麻酔効果を得る方法である. 鼻腔や咽頭などの粘膜に使用する. リドカインのパッチ製剤やクリーム製剤は針の穿刺前に使用して穿刺時の痛みを取ることができる.

■ 局所浸潤麻酔

　創部に針で局所麻酔薬を投与して麻酔効果を得る方法である. 縫合などの小手術時に使用する.

■ 伝達麻酔（神経ブロック）

　神経の周囲に局所麻酔薬を投与してその神経の支配領域の鎮痛を得る方法である. 関節の脱臼整復や四肢のやや広範囲の処置に使用できる.

局所麻酔薬

局所麻酔薬には短時間作用性のリドカイン，メピバカインと長時間作用性のブピバカイン，ロピバカイン，レボブピバカインがある．

通常，処置時には作用発現の早い短時間作用性の局所麻酔薬を使用する．

注意点

比較的副作用の少ない局所麻酔であるが注意点もある．

■アレルギー

患者の訴える局所麻酔薬アレルギーの既往は比較的多いがその多くは実際にはアレルギーではない．これらの多くは過換気症候群など精神的なものであったり，局所麻酔薬に添加されているエピネフリンによるものである．しかし，局所麻酔薬を使用する前は患者のアレルギーの既往を確認する必要がある．もしアレルギーの既往がある場合は詳細に問診を行い，本当にアレルギーが疑われる場合は局所麻酔を使用しない．

■局所麻酔薬中毒

局所麻酔薬の過量投与は血中濃度の上昇から局所麻酔薬中毒の症状をきたす．最初は四肢や舌のしびれ感，その後痙攣から循環抑制へ至る．処置開始後に患者が痛みを訴えるために追加投与すると投与量が増加していきリスクが高まる．局所麻酔薬には極量があるのでその範囲で使用する．使用量が少なくても血管内への直接投与は急激な血中濃度上昇から中毒症状をきたす．局所麻酔薬投与時はまず吸引して血管内投与になっていないことを確認する．

局所麻酔薬中毒が疑われたら速やかに人を集めて急変に備える必要がある．対応は呼吸循環の補助，早期よりの脂肪乳剤の投与，心停止時はACLS に準じるがアドレナリンの投与量減量がポイントである．

I. 患者対応と医療安全

表1 局所麻酔薬の極量

	極量（mg/kg）	体重 50kg の患者への最高投与量
リドカイン	4〜5	1%で 20〜25mL
メピバカイン	4〜5	1%で 20〜25mL
ロピバカイン	3	0.75%で 20mL

表2 局所麻酔薬中毒対応チェックリスト

☐ 局所麻酔薬中毒時の薬物療法は他の心停止とは異なる
- アドレナリン投与量を 1μg/kg 以下に
- バソプレシン，カルシウム拮抗薬，βブロッカー他の局所麻酔薬を投与しない

☐ 局所麻酔薬の投与を中止

☐ 助けを呼ぶ
- 重篤な局所麻酔薬中毒が疑われれば脂肪乳剤の投与を考慮
- 局所麻酔薬中毒対応キットの準備
- 人工心肺が使用可能な施設に連絡する

☐ 気道管理
- 100%酸素で換気 / 過換気を避ける / 必要なら高度な気道確保を

☐ 痙攣のコントロール
- ベンゾジアゼピンを推奨
- 循環不安定な症例ではプロポフォールは避ける

☐ 低血圧と徐脈の対応
- もし脈が触れなければ心肺蘇生開始

☐ 20%脂肪乳剤の使用
（正確な量と流量にはこだわらない）
- 体重 70kg 以上
  - 100mL を急速ボーラス投与（2〜3 分かけて）
  - その後 200〜250mL を 15〜20 分で持続投与
- 体重 70kg 未満
  - 1.5mL/kg を急速ボーラス投与（2〜3 分かけて）
  - その後理想体重で 0.25mL/kg/min で持続投与

（次頁へ続く）

表2 続き

- [ ] 患者が不安定のままなら
  - 再度ボーラス投与をし持続投与量を2倍にする．投与量は12mL/kgを超えないように
  - 総投与量は蘇生処置が30分以上になると1L近くになる
- [ ] モニタリングを継続
  - 重症の局所麻酔薬中毒治療後少なくとも4〜6時間
  - 軽症であれば少なくとも2時間
  - 脂肪乳剤の総投与量は12mL/kgを超えない（特に小柄な成人や小児では注意）
  - 通常の局所麻酔薬中毒の治療ではより少ない量で十分

（Neal JM, et al. Reg Anesth Pain Med. 2018; 43: 150-3. より改変[1]）

💡 Point

- ☑ 局所麻酔薬による鎮痛は安全な鎮静に貢献する
- ☑ アレルギーの既往を確認
- ☑ 局所麻酔薬中毒に注意
- ☑ 中毒を疑ったら脂肪乳剤を投与

▶文献

1) Neal JM, Woodward CM, Harrison TK, et al. The American society of regional anesthesia and pain medicine checklist for managing local anesthetic systemic toxicity. Reg Anesth Pain Med. 2018; 43: 150-3.

〈森本康裕〉

I−7　鎮静中の看護師の役割

鎮静中の看護師の役割は多岐にわたる．また施設によっても異なる．特に，鎮静中の観察を看護師が行う施設と医師が行う施設がある．鎮静担当専門の医師がいる場合といない場合に分けて考えていく．

鎮静担当の医師がいる場合

鎮静担当の医師がいる場合は基本的に医師の業務の補助が役割となる．

■患者の入室

▶検査の鎮静の場合は，検査室，内視鏡室への正しい患者の入室が第一である．名前，ID，検査部位を病院で決まった方法で確認し，予定されている正しい患者が入室したことを確認する．同時に検査前の絶飲食，前投薬が指示通りに行われているのか，検査，鎮静に関する同意が得られているのかも確認する．

■鎮静中の介助

▶患者が検査室／手術室に入室したら心電図，パルスオキシメーター，血圧測定などルーチンのモニタを開始する．医師の指示に従い鎮静に使用する薬剤を準備，末梢静脈路を確保し，輸液を開始する．

▶検査／処置中は常に患者の状態を観察し，必要に応じて声をかける．痛みや悪心・嘔吐など患者の訴えがあれば鎮静担当医に伝える．

▶呼吸状態の悪化など患者の急変時には鎮静担当医の指示によりマスク換気や声門上器具／気管挿管の準備や介助を行う．1人で対処が困難であれば，応援を呼ぶのをためらわない．

■鎮静後

- ▶患者が病棟へ帰室する場合は，病棟看護師に経過や注意点について伝える．
- ▶日帰りの場合は患者を鎮静後の観察室へ移し，モニタを継続する．

鎮静担当医がいない場合

　鎮静は鎮静担当の医師が行うのが理想的ではあるが，人員の関係で看護師が鎮静を担当することも多い．この場合は，医師の指示の下に必要な鎮静薬，鎮痛薬を投与する．

　鎮静を担当する看護師には鎮静薬，鎮痛薬，拮抗薬についての使い方についての基礎知識の他，BLS が可能であることが求められる．また深い鎮静が必要な症例では 5 分以内に ACLS が施行できる人材が必要であり，実際には医師が鎮静を担当することが望ましい．

■患者の入室

　上記の鎮静担当の医師がいる場合に準じる．鎮静中の薬剤の使用法についてはあらかじめ医師と打ち合わせておくとよい．患者の確認は医師と一緒に行う．

■鎮静中 表1

- ▶医師の指示の下に，予定されている薬剤を投与する．投与後は患者の

表1 鎮静中の観察項目と対応

	観察項目	対応
意識	● 鎮静度評価 ● BIS モニタ	● 鎮静薬投与
痛み	● 患者の訴え	● 鎮痛薬投与
呼吸	● パルスオキシメーター，呼吸音	● 酸素投与
循環	● 心電図 ● 血圧	● 輸液 ● 血管作動薬投与

意識，呼吸状態を常に監視する．定時的な声かけ，パルスオキシメーターのチェックと心拍数/血圧測定などである．患者の状態，投与した薬剤は所定の用紙に記録する．
- 鎮静，鎮痛の不足により患者から訴えがあれば医師に報告し，薬剤追加の指示を受ける．鎮静薬を追加しなくても，適切な声かけにより患者は落ち着くこともある．薬剤だけに頼らない鎮静は看護師主体の場合のメリットである．
- 呼吸・循環動態の急変時には医師に速やかに報告し適切な対応を行う．呼吸状態の悪化に対しては，酸素投与の開始/増量，マスク換気などを行いつつ医師の応援も得ながら対応する．
- 血圧低下や不整脈など循環系の急変時にも医師の指示の下に対応する．血圧低下には輸液の増量や血管作動薬の投与，不整脈には抗不整脈薬を準備する．
- 必要に応じて応援を呼ぶのは鎮静担当の医師がいる場合と同様である．現場のスタッフのみで対応が難しければ麻酔科医師を呼んだり院内救急コールで他科の医師の応援を依頼する．

■ **鎮静後**

鎮静後は鎮静担当の医師がいる場合と同様である．

Point

- [✓] 鎮静を医師が行う場合は医師の業務補助がメインとなる
- [✓] 医師の指示の下に看護師が鎮静を担当する場合は BLS が可能であることが前提となる
- [✓] 非常時には応援を呼ぶことをためらわない

〈森本康裕〉

I-8 鎮静後の患者さんの移動・搬送時の注意点

　鎮静の深さは，薬の効果だけでなく，侵襲または刺激の強さとのバランスによって決まる．処置中は，安定した鎮静レベルであったとしても，処置の侵襲・刺激がなくなった回復室での観察中，呼吸抑制，循環抑制などの過鎮静による合併症は起こりうる．そのため米国麻酔科学会の『非麻酔科医のための鎮静・鎮痛薬投与に関する診療ガイドライン』では，回復室および退室・退院の基準を設けている[1]．

　退室基準によく用いられている Aldrete スコアは，厳しい基準であり，この基準を満たせばほぼ安全に退室可能である（総論 16. 鎮静後の退室基準の項参照）．しかし，覚醒確認のために声掛け刺激を行っているので，その刺激すらなくなる移動時に再鎮静に陥る可能性がごく稀にある．そのため移動時および帰室してから数時間は，呼吸，循環，意識などの確認は重要である．

搬送前の確認

　搬送を行う前に回復室のスタッフから検査・処置の内容，それらに伴う特異的な合併症のリスク，観察のポイント，鎮静に用いた薬剤，鎮静の程度，回復室での回復の度合いなどの申し送りを受ける．申し送りを受けた搬送スタッフが複数の場合，個々の役割分担を確認する．

　鎮静に用いた薬剤が処置中に用いた静脈内注射薬だけであった場合は，処置終了時の血中濃度が最大で以後排出されるだけであるので，回復室から出る時点より血中濃度が上昇することはない．しかし，検査前の筋肉注射や注腸，出棟前の内服などの場合，処置終了後も吸収され，処置後に血中濃度が上昇する可能性もある．これは，処置が短時間で終

了した場合，特に注意が必要である．非静脈内投与の薬剤を使用している場合，薬物動態を理解したうえで観察期間を決定する必要がある．

搬送中のモニター

搬送中のモニターとして，ABCD（<u>A</u>irway, <u>B</u>reathing, <u>C</u>irculation, <u>D</u>isfunction of CNS）の観察が重要になる．

Aに関しては，上気道閉塞所見 図1 や喉頭けん引の有無，胸郭の異常呼吸運動（吸気時に胸郭が左右に広がり，腹部がへこむ）の視診により，上気道の閉塞，狭窄所見を見落とさないようにする．

Bに関しては，経皮酸素飽和度モニターは，重要性，携行性の面から必須のモニターと考える．呼吸音モニターが使用できれば望ましいが，使用困難な場合，いびき，ストライダーなどの異常呼吸音の観察が重要になる．しかし，呼吸停止した場合，狭窄所見や異常呼吸音は聴取でき

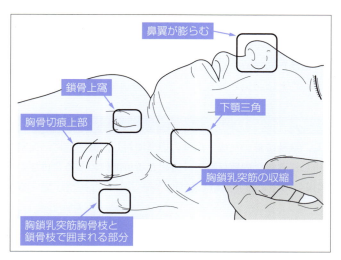

図1 上気道閉塞による所見

ない．正常呼吸は，横隔膜直下の腹部が緩やかに動くだけの小さな動きしかないが，呼吸停止を見逃さないために，正常呼吸があることを観察できる訓練は日々行っておく必要がある．

Cに関しては，自動血圧計を準備できれば良いが，短時間の移動であればないこともある．その場合，移動の間，適宜，動脈の触診を行うことは必須である．また，Dで行う意識評価は，脳循環が適正かを評価することにもなるので，移動中声掛けをし，反応を評価することは重要である．

搬送中携行すべき物品

携行すべき物品は，搬送中に行っているモニターの異常に対応できる物品ということになる．A，Bの異常に対して対応するためには，BVM（bag valve mask），エアウェイ，酸素が必要である．Cの異常に対応するには，昇圧薬などの薬品が必要になるが，搬送を看護師だけで行っている場合，使用できない．そのため，Cの異常に対しては，すぐに医師の応援を要請できる体制を整える必要がある．

ここにあげた搬送時の処置を行うためには，搬送の担当は，BLSを習得しておくことは必須である．

搬送後の申し送り

搬送し，病棟に着いた後，病棟の担当に対し，搬送前に回復室スタッフから申し送られた内容（特に今後起きる可能性のある合併症の所見など），搬送中の様子などを申し送り，シームレスな観察ができるよう配慮する．

まとめ

鎮静・処置後の患者は，基本的に安定してから搬送しているので，大きな問題は起きることは少ない．しかし，落とし穴は，どこにでも存在しうる．回復室，搬送スタッフ，病棟担当と複数の部署がかかわるので，その部署間での情報伝達のエラー防止，搬送中複数スタッフでの作業になるので作業分担とチームワークなどのノンテクニカルスキルがうまくいかないと落とし穴にはまることになる．

▶文献

1) American Society of Anesthesiologists Task Force on Sedation and Analgesia by Non-Anesthesiologists. Practice Guidelines for sedation and analgesia by non-anesthesiologists. Anesthesiology. 2002; 96: 1004-17.

〈中川雅史〉

I-9 鎮静終了後の患者退室時申し送り事項と患者指導

退室時申し送り事項

鎮静終了後は，日帰りの場合は回復室へ，入院患者では病棟へ移動する．それぞれ鎮静を担当した看護師，医師から退室時の申し送りを行う必要がある．申し送り事項は，鎮静中の状態や薬剤の使用状況，現在の状態，鎮静後の指示などである．

■ 鎮静状態

鎮静に使用した鎮静薬，鎮痛薬と現在の効果について申し送る．拮抗薬を使用した場合も同様である．その上で現在の覚醒状態を伝える．拮抗薬を使用した場合は，拮抗薬の作用消失後に再鎮静の可能性がある．また何らかの原因で意識レベルが低下する可能性もある．現在の鎮静の状態の申し送りは最も重要である．

■ 呼吸状態

呼吸状態も重要である．鎮静後しばらく酸素投与が必要であればその旨を申し送る．呼吸状態が悪くて鎮静中にエアウェイを使用したり，マスクによる換気補助，あるいは声門上器具や気管挿管の使用の有無も必須である．

■ 循環状態

鎮静中の血圧の変動についても伝える．鎮静薬としてデクスメデトミジンを使用した場合は，その後も徐脈傾向となるので投与終了の時間や脈拍の状態を申し送る．

■ 鎮痛状態

現在の痛みの状態と鎮静中の鎮痛薬の使用状態を伝える．伝達麻酔を行った場合は，神経支配領域の運動麻痺や感覚消失が継続するので確実

に申し送る．NSAIDs やアセトアミノフェンについては鎮静後再投与の参考になるので投与量と投与時間を確実に申し送る．

■術者よりの申し送り

鎮静薬を使用した処置の術者からの申し送り項目がある場合がある．

鎮静後の患者指導

鎮静後も入院する場合は問題ないが，帰宅する患者に対してはいくつかの事項を指導する．

■帰宅時の交通手段

患者本人の自動車の運転は禁止．可能なら家族に同伴してもらい帰宅する．

■鎮静後の食事，飲水

飲水や経口摂取可能時間の伝達．鎮静当日はアルコール飲料を飲まない．

■鎮痛薬の内服

鎮痛薬の処方がある場合は，鎮痛薬の処方があること．内服間隔について説明．

■その他

鎮静当日は安静として重要な仕事を行わない．

■緊急連絡先

異常時の緊急連絡先（病院の電話番号）を伝え，心配があればいつでも連絡してよいことを伝える．

💡 Point

- ☑ 患者の鎮静度，呼吸，循環の状態，鎮痛状態を申し送る
- ☑ その他，術者からの申し送りがあれば伝える
- ☑ 鎮静当日の自動車運転は禁止
- ☑ 合併症発生時の緊急連絡先を伝える

〈森本康裕〉

各論 II
各領域の鎮静医療安全

Ⅱ-1　歯科鎮静時の問題点と注意点

歯科鎮静時の問題点

■ 歯科における鎮静の対象患者

　歯科における静脈内鎮静法は，①歯科治療時における不安の除去と，②治療に対する安全管理を行う一手段として用いられ[1] 表1，歯科治療による血管迷走神経反射や過換気症候群を予防できる．特に，歯科治療恐怖症患者（パニック障害，向精神薬の長期内服治療を受けている患者などを含む）には有効である．また，②の例として，高血圧症や心臓疾患などの全身疾患を有する患者に対して循環変動やストレスを抑制するために適応される．さらには，インプラントや埋伏歯抜歯などの口腔外科手術による外科的ストレスの軽減や，精神発達遅滞患者の行動管理を目的として静脈内鎮静法が応用されることが多くなってきた．

■ 問題点

　障がい者（自閉症スペクトラム，精神発達遅滞，脳性麻痺患者など）の場合，高度肥満や小下顎症などの上気道閉塞に関連する疾患を有する

表1　歯科における静脈内鎮静法の対象疾患および対象患者

	口腔外科小手術（埋伏歯やインプラント埋入手術など）	歯科恐怖症患者（パニック障害や向精神薬内服患者）	障がい者（自閉症スペクトラムや精神発育遅滞など）	合併症を有する歯科患者（高血圧症や心臓疾患などを合併）
目的	外科的ストレスの軽減	精神的ストレスの軽減	行動管理	循環変動やストレスの抑制

（日本歯科麻酔学会ガイドライン策定委員会, 静脈内鎮静法ガイドライン
策定作業部会編集. 歯科診療における静脈内鎮静ガイドライン. 2017[1]）

ケースが多く，特に慎重な対応を要する．例えば，ダウン症候群患者は高度肥満であることが多く，巨舌症を有する場合は気道閉塞のリスクが上昇する．ピエールロバン症候群患者では小下顎症を有するため，上気道の閉塞リスクが高い．さらに，障がい者のなかには，呼吸予備能あるいは循環予備能が低いケースもあるため，全身疾患に関する事前の評価が重要となる．また，覚醒時の評価のために，言語能力や意思の疎通に関する評価も事前にしておく．

静脈内鎮静法における歯科独特の問題点は，歯科治療では Airway の一部である口腔が術野となることである．注水を伴う切削器具が用いられ，注水した水の回収が良くないと覚醒につながるリスクが上昇する上に，注水そのものが気道閉塞のリスクにもなる．また，鎮静による嚥下・咳嗽反射の低下により誤嚥のリスクが高まる．的確な吸引を心がけ，歯科用バキュームに加え，排唾管やZOO® 図1 などの使用により吸引を補助してもよい．

治療に夢中になり，モニターにおける SpO_2 の変化や舌根沈下などの上気道閉塞の症状を見落とさないように注意する．術中出血が多くな

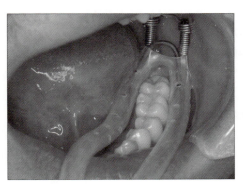

図1 歯科用バキューム ZOO®

り，手術時間が長時間になることが予想されるのであれば，患者の安全性を優先し，静脈内鎮静法よりも全身麻酔を選択してもよい．

💡 Point

☑ 障がい者患者は高度肥満や小下顎症といった気道閉塞のリスクが高いケースが多い

☑ 歯科治療の術野は Airway にあるため，しっかりとした吸引を心がける

歯科鎮静時の注意点

歯科治療は局所麻酔薬の使用により，抜髄や抜歯といった歯科治療をある程度，無痛状態で行うことができる．鎮静薬には鎮痛効果は少なく，鎮痛薬にも十分な鎮静効果はない．安定した鎮静を得るために，歯科治療の鎮静の際は局所麻酔薬による鎮痛を十分に行っておくことが重要である．歯科治療は，内視鏡検査など検査に比べ侵襲が高く，局所麻酔が切れることでの術中覚醒が生じやすい．術中に覚醒傾向にある際は，鎮静レベルを深くするのではなく，伝達麻酔や浸潤麻酔などの局所麻酔による鎮痛制御をまず考えて欲しい．インプラントや埋伏歯の多数歯抜歯などの比較的手術操作時間が長いケースでは，鎮痛薬と鎮静薬の効果が減退し，術中に覚醒しやすい．この際，鎮静薬の追加投与を行う前に，局所麻酔薬の奏効度も評価すべきである．

術中の鎮痛レベルを維持するために，pre-emptive analgesia（PEA：先取り鎮痛）を行ってもよい．PEA とは，術中の組織損傷部位から放出されるヒスタミン，ブラジキニン，ノルアドレナリンなどの化学伝達物質が末梢感作を引き起こし，中枢感作へとつながるという考えを基

II. 各領域の鎮静医療安全

に，早期の疼痛制御によりこの末梢感作や中枢感作を遮断し，術後痛を軽減するという考えである．これを応用することで，アセトアミノフェンなどの静注投与により術中疼痛を制御し，術中覚醒を予防し，術後疼痛に関連する合併症の発生頻度を減らせる．

　静脈内鎮静法を行う上で，呼吸抑制や気道閉塞などの呼吸器合併症が発症する頻度は高い．気道閉塞が起こりやすい高度肥満の患者では，「適度な鎮静を得られない」と判断し，鎮静薬の過剰投与を行うと深い鎮静になりやすく，特に慎重な鎮静を要する．静脈内鎮静法における薬剤の選択基準は，全身状態評価，治療内容，治療時間などを考慮し，禁忌でないかぎりプロポフォールかミダゾラムが使用されていることが多い．ミダゾラムは歯科・口腔外科領域における手術および処置時の鎮静で保険適応がある．このとき，**目標とする鎮静レベルは，「呼びかけに応答できる程度とすること」**と浅い鎮静から中程度の鎮静の深度にする　表2 ．さらにミダゾラムには拮抗薬としてフルマニゼルがあるが，プロポフォールには拮抗薬がないため，より慎重に取り扱う必要がある．術中覚醒に対し，鎮静薬を追加投与する際は，過鎮静とならないように

表2 鎮静深度の分類

鎮静の深度	意識レベル	気道の維持	自発呼吸	循環動態
浅い鎮静（不安の除去）	声かけで正常に反応	影響なし	影響なし	影響なし
中程度の鎮静と鎮痛	声かけ・軽い触覚刺激で反応	介入必要なし	適切に維持	通常は維持
深い鎮静と鎮痛	疼痛刺激で反応	介入必要な場合あり	不十分な場合あり	通常は維持
全身麻酔	疼痛刺激で覚醒せず	不十分	しばしば不十分	障害される

（米国麻酔学会）

II-1 歯科鎮静時の問題点と注意点

配慮する.

　歯科処置の際に最大開口させると，SpO$_2$ が低下し上気道閉塞のリスクが上昇することが報告されている．予想以上に鎮静が深くなり，SpO$_2$ が低下し，舌根沈下などの上気道閉塞が疑われる際は，一旦歯科治療の手を止め，開口状態に注意する．その際は，経鼻エアウェイの使用や経鼻酸素投与を考慮し，下顎挙上を行い SpO$_2$ の変化を観察する必要がある．無理に処置を終わらせようと続けてしまうと，口腔が術野である歯科の鎮静では，Airway の狭窄へとつながるリスクが高いことに注意すべきである．さらには，耳に近い口腔での切削器具の使用は，患者の聴覚を刺激し，術中覚醒のリスクファクターとなることを念頭に置く.

💡 Point

- ☑ 局所麻酔による十分な鎮痛により，しっかりとした鎮痛を得る
- ☑ 目標とする鎮静レベルは，「呼びかけに応答できる程度とすること」
- ☑ 口腔が術野である歯科処置は，Airway の狭窄へとつながるリスクが高い

▶文献

1) 日本歯科麻酔学会ガイドライン策定委員会, 静脈内鎮静法ガイドライン策定作業部会編集. 歯科診療における静脈内鎮静ガイドライン. 2017.

2) 讃岐拓郎, 杉岡伸悟, 小谷順一郎, 他. セデーショントレーニングコースの各領域への普及を考える 歯科医師を対象としたセデーショントレーニングコースの開発と課題. 日臨麻会誌. 2014; 34; 259-63.

3) 見崎　徹, 大井良之. 歯科外来における鎮静法. 日臨麻会誌. 2007; 28:

431-8.

4) Ito H, Kawaai H, Yamazaki S, et al. Maximum opening of the mouth by mouth prop during dental procedures increases the risk of upper airway constriction. Ther Clin Risk manag. 2010; 6: 239-48.

〈川邊睦記　岸本裕充〉

II-2 消化器内視鏡鎮静時の問題点

近年の，消化器内視鏡検査の進歩は目まぐるしい．ここでは，消化器内視鏡検査における共通の問題点について列挙する．患者状態，消化器内視鏡室，緊急対応のそれぞれに分けて考慮する必要性がある．

共通の問題点　図1

消化管内視鏡時の鎮静における共通の問題点として，
- 消化器内視鏡を受ける患者の多くは，高齢であり全身予備能が低下していることが多い．
- 検査だけでなく粘膜下切除術など長時間に及ぶ処置もある．
- 処置中の侵襲が終了後にほぼ消失するため，過鎮静となりうる．
- モニターを見やすくするために部屋を暗くすることから患者の呼吸状態が観察しにくい．

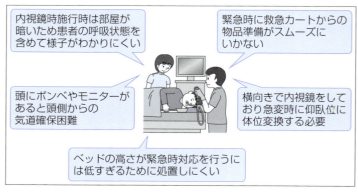

図1 消化器内視鏡鎮静問題点

II．各領域の鎮静医療安全

- ▶ 退室・退院基準について患者および家族に理解されにくいこともある
- ▶ 緊急時に頭部からの気道確保が行いにくい
- ▶ スペースの問題で緊急カートの搬入が行いにくいこともある

  などがある．

各処置の問題点

■ 上部消化管内視鏡

　観察，生検だけでなく，治療的にも止血術，異物除去，内視鏡的粘膜切除術，内視鏡的粘膜下層剥離術などの治療も行われている．咽頭反射抑制のために，適切な鎮痛や鎮静が必要である．

■ 下部消化管内視鏡

　下部消化管も上部消化管と同様にさまざまな手技が行われているが，S状結腸より上部へ進める際はストレスが大きいため中等度以上の鎮静・鎮痛が必要となる．

■ 小腸内視鏡

　ダブルバルーン内視鏡の開発により，全長が観察可能であるが，時間もかかり鎮静・鎮痛の調整が難しい．

■ 胆・膵内視鏡

　内視鏡的逆行性胆管膵管造影，内視鏡的バルーン拡張術，内視鏡的乳頭括約筋切開術などが該当する．経口的に内視鏡を挿入するが，侵襲性も高く，原則入院を必要とする．退室後も，呼吸状態などのモニタリングが大切である．

　それぞれの患者のリスク評価を行った上で，それぞれの処置に必要な鎮静・鎮痛深度を考慮し，適切な鎮静前計画および鎮静管理が必要である．

　表1 に消化器内視鏡鎮静時の注意点を記す．

表1 消化器内視鏡鎮静時の注意点

- 鎮静による合併症の十分な説明
- 深い鎮静時の心電図およびカプノグラム使用
- 暗室の中での呼吸状態評価
- 患者の鎮静深度の定期的確認
- 鎮静終了後のモニタリング
- 退室退院基準の明確化
- 重症症例に対する手術室・麻酔科コンサルト

Point

- ☑ 消化管内視鏡検査は長時間に及ぶこともある
- ☑ 消化管内視鏡検査・治療は処置後に過鎮静となることもある
- ☑ 消化管内視鏡検査・治療時は患者状態がモニタリングしにくいこともある
- ☑ 消化管内視鏡検査・治療の鎮静および鎮痛は「個々の患者リスク評価」＋「各処置に必要な鎮静深度」を考慮して行う

▶文献

1) 鈴木尚志, 佐野仁美, 大江克憲, 他. 上部消化管に対する治療的内視鏡の麻酔. 臨床麻酔. 2017; 41: 1473-82.

2) 星野惠理, 田口てるみ. 内視鏡検査・治療 鎮静前・中・後の全身管理と観察. 消化器外科ナーシング. 2017; 22: 353-60.

3) 河村卓二, 和田浩典, 上田悠揮, 他. 腸管前処置法の選択と Sedation の活用. 消化器内視鏡. 2016; 28: 546-51.

〈駒澤伸泰〉

Ⅱ-3 カテーテル検査鎮静時の注意点

　カテーテル検査室は単なる診断の場所であった時代から，心臓血管病変に対するインターベンションの発達とともに急速な進化を遂げている．現在では，より精巧な機能を備えた部屋となり，数多くの心臓血管疾患に対する診断や処置のさまざまな手技に対応可能となった．複雑で時間のかかる処置がさまざまな合併疾患を持つ患者に行われるため，鎮静施行者は薬剤の作用機序，気道管理のトレーニング，心臓血管疾患の病態生理について十分な知識を持つ必要がある．当領域の鎮静，鎮痛の目標を 表1 に示す．

カテーテル検査室

　カテーテル検査室は一般的に，2つの主要なエリア，処置室とコントロール室からなる．コントロール室は非清潔のエリアで，透明で絶えず見通すことのできる特別な放射線を遮蔽できる窓で処置室と仕切られている．処置室の中にある装置は，透視装置，処置台，処置をみるための透視の画面，カテーテルのための滅菌処置台やその他，血液検査装置，

表1 心臓血管疾患のインターベンション中の鎮静と鎮痛の目標

- 身体的な不快感を最小限にする
- 疼痛を最小限にする
- 治療に対するネガティブな心理的反応を最小限にする
- ある程度の健忘作用（記憶喪失）を与える
- 患者の協力を得る
- 十分な呼吸（気道の開通）と酸素化（正常な呼吸）を維持する
- 循環動態のパラメーターの変動を最小限にする
- 外来患者のユニットからの安全な退院

表2 心臓血管造影処置室におけるインターベンションの処置・鎮静・合併症

分類	処置	鎮静	一般的な合併症
心臓カテーテル関係	経皮的な冠動脈のインターベンション	中等度又は深い鎮静又は全身麻酔	出血，不整脈 石灰化した血管の穿孔
	経皮的な心室補助装置	中等度又は深い鎮静又は全身麻酔	出血，不整脈
	経皮的な中隔欠損閉鎖術	中等度又は深い鎮静又は全身麻酔	低血圧，塞栓症，出血 処置中の空気塞栓 デバイスによる塞栓，血栓症 処置中または処置後の塞栓症 デバイスに関連した不整脈 心タンポナーデを伴うもしくは伴わない心破裂
	経皮的な末梢動脈の血行再建術	硬膜外麻酔中等度又は深い鎮静又はその併用	過凝固，一過性の痛みを伴う四肢の虚血 硬膜外もしくは脊椎の血腫 抗凝固がされた状態で局所麻酔を使用した場合
	経皮的な弁修復もしくは弁置換（近年，治験や臨床試験中）	全身麻酔侵襲的モニタリング（動脈圧ラインやTEE経食道心エコー）	血行動態不安定 心筋虚血 不整脈
電気生理学関係	電気生理学的検査	中等度又は深い鎮静又は全身麻酔	少量の出血，一過性血圧変動 不整脈，大量の出血
	カテーテルアブレーション	電気的除細動において中等度又は深い鎮静又は全身麻酔	不整脈，心不全 心破裂，塞栓症

（次頁に続く）

表2 続き

	電気的除細動	短時間の深い鎮静と電気ショックによる不快な記憶を思い出させないための健忘作用，処置後の持続的な心電図モニタリングを考慮	軽度の胸骨部の痛み 不整脈 塞栓症
	植込み型心臓除細動器	局所麻酔と除細動の域値確認（装置のテスト）の間の中等度から深い鎮静又は全身麻酔	一過性の虚血発作，心筋梗塞，脳卒中，心タンポナーデ，高二酸化炭素血症，気胸，難治性の心室細動による心肺停止，脈なし電気活動，心原性ショック，塞栓症
	両心室性ペースメーカーと除細動リードの留置	局所麻酔と除細動の域値確認（装置のテスト）の間の中等度から深い鎮静又は全身麻酔	気胸，高二酸化炭素血症，冠静脈洞破裂 心破裂，心タンポナーデ，心筋梗塞，脳卒中 塞栓症
TEE	経食道心エコー検査（TEE）	中等度又は深い鎮静又は全身麻酔	誤嚥，咽頭痛
ICE	心腔内心エコー検査（ICE）	中等度鎮静	誤嚥，咽頭痛
処置時の鎮静	十分な緊張緩和，鎮痛と健忘が得られ，患者は十分な自発呼吸があり，声かけに対して覚醒する状態が保てる デクスメデトミジンは呼吸機能障害のある患者に推奨される デクスメデトミジンはその交感神経への作用が不整脈の誘発に干渉する可能性があり，電気生理学的検査には使用が推奨されない．		

＊デクスメデトミジンの洞機能，房室結節での伝導能低下による副作用に十分な注意が必要であるが，頻脈性不整脈の抑制効果もあるため，今後さらなる検討が必要である．

（Shepard SM, et al. Crit Care Med. 2011; 39: 187-9[4] /
Chrysostomou C, et al. Ann Thorac Surg. 2011; 92: 964-72[5]）

輸液ポンプを含む．装備はモニタリングの血圧，心電図モニター，パルスオキシメーターに加え，除細動器，緊急薬品，気道確保器具を含む．そこには常に人工呼吸器，麻酔カート，できればファイバースコープが近くにあり利用できる状態か望ましい 表2.

鎮静担当者の教育および訓練

　処置室での鎮静担当者（医師もしくは看護師）は，専門的によく訓練されるべきで，深い鎮静においては，この業務だけに専念するべきである．これらの専門家は一次救命処置（basic life support），気道管理，鎮静薬と鎮痛薬の相互作用について追加で特別なトレーニングを受けるべきである．また鎮静の理論と実践，必要な患者モニターとその解釈，鎮静鎮痛の合併症，そして鎮静からの回復や退院基準について訓練を受けるべきである．

患者評価

　心臓病インターベンションの予定患者は，術前検査や合併症に繋がるリスク因子を詳細に術前検討すべきである．多くの合併症は血行動態の安定性と気道の維持に関係している．ハイリスク患者は，病的肥満，慢性閉塞性肺疾患（COPD），閉塞性の睡眠時無呼吸，うっ血性心不全であり，これらは ASA のクラス3である．また，既知もしくは潜在的な困難気道，鎮静薬の遷延に関与する薬剤，血行動態が不安定性（高血圧で血圧コントロールできていないなど）などがないか調べる．付き添える人がいない，オピオイド依存なども除外基準となりうる 表3.

気道確保に関するカテーテル検査室の特殊性

　カテーテル検査室の特性上，呼吸機能と気道の評価は特に重要である．透視装置が通常患者の頭部を囲み，とても近くに位置するため，視

II. 各領域の鎮静医療安全

表3 鎮静を行う患者のための推奨される基準

適応基準	除外基準の可能性
● ASA クラス1と2	● 非協力的又は重大な言語的障害がある患者
● ASA クラス3で安定した状態	● 重大な合併症を抱える
● 外来診断もしくは外科的手技の基準に適合	● 鎮静/麻酔の合併症の既往
● インフォームドコンセントが可能	● 投与予定の薬剤に対するアレルギー ● 気道確保困難が予測される ● 処置後に帰宅しても，24時間，家族や介護者による付き添いがない ● オピオイド依存患者

界が邪魔され，呼吸の補助を行うための手技や器具のための十分なスペースが取りづらくなり，気道へのアクセスが難しくなる可能性がある．加えて，通常の透視台は，手術室の手術台のように頭部挙上ができない．もし患者がマスク換気困難や気管挿管困難の診断基準に当てはまる場合は，過鎮静になった場合のリスクが高いことをスタッフ全員に周知し，気道確保に細心の注意を払う必要がある．

カテーテル検査鎮静の深度

心臓カテーテルや電気生理学的検査の多くの処置は軽度から中等度のレベルの鎮静を必要とする．それらは OAA/S **表4** や MOAA/S スコア **表5** で3以上，大きな声や繰り返し名前を呼ばれた場合に反応できるレベルと規定される．カテーテルアブレーションにおいては，心房細動に対して除細動のための電気ショックを複数回施行するのと，心房壁を焼灼すると疼痛が出現するため，一時的にでも深い鎮静を行う必要がある．声門上気道確保器具を用いる試みも行われ，現在も最適な鎮静・麻

表4 Observer's Assessment of Alertness/Sedation（OAA/S）スケール

スコア	鎮静レベル	反応性	言語	表情	眼
5	機敏な	呼名に容易に反応	正常	正常	開眼，眼瞼下垂なし
4	軽度	呼名に反応が鈍い	軽度に緩慢	軽度の弛緩	うつろな又は軽度眼瞼下垂
3	中等度	大声で呼んだときのみ反応	不明瞭又は顕著に緩慢	顕著な弛緩	うつろなかつ著明な眼瞼下垂
2	深い	軽い殴打や揺さぶりにのみ反応	ほとんどの単語が認識不能	なし	開眼なし
1	深昏睡	疼痛刺激に対してのみ反応	発語なし	なし	開眼なし

表5 Modified Observer's Assessment of Alertness/Sedation（MOAA/S）スケール

6	機敏で覚醒している，普通の呼びかけに速やかに反応
5	眠っているように見えるが，普通の呼びかけに速やかに応答
4	普通の呼びかけに鈍く反応
3	大声もしくは繰り返し呼びかけた場合のみ反応
2	軽い殴打や揺さぶりに反応なし
1	痛み刺激に反応なし

酔方法について検討されている．

カテーテル検査鎮静の特徴と注意点

①カテーテル挿入部位の局所浸潤麻酔などで疼痛緩和を補助することができる．

②2時間以上の長い処置も珍しくなく，たとえ効果的な量の鎮静薬や

II. 各領域の鎮静医療安全

鎮痛薬が投与されていても，患者が不安で落ち着きがなくなることがある.

③心臓カテーテル検査室での多くの処置のなかでも，さまざまな特徴を持つ処置があり，弱い刺激だが時間が長いものから，短時間で強い刺激のものがある.

④痛み刺激に対する患者の反応を予測して，過鎮静や鎮静不足を避けるように鎮静薬を調節する.

⑤適切な鎮静レベルを維持することは難しく，つねに次の鎮静レベルに移行する，オーバーシュート（過剰投与）のリスクを念頭に置く.

💡 Point

- ✓ カテーテル検査室の鎮静はさまざまな心血管系疾患を持つ患者に行われる
- ✓ 心臓血管疾患の病態生理について十分な知識を持つ必要がある
- ✓ 鎮静担当者は，専門的によく訓練されるべきで，深い鎮静においては専念すべきである
- ✓ 透視装置のため，気道へのアクセスが難しくなる可能性があり，気道評価が重要である
- ✓ 処置により，刺激の強さと持続時間が異なることを理解し，鎮静薬を調整する

II-3 カテーテル検査鎮静時の注意点

▶文献

1) Puente GE, Uribe A, Bergese DS, et al. Sedation in the interventional cardiology suite. In: Urman DR, Kaye DA. Editors. Moderate and Deep Sedation in Clinical Practice. New York: Cambridge University Press; 2012. p.197-208.

2) 植木隆介. 心臓カテーテル検査室における鎮静. In: 飯島毅彦, 上農喜朗, 監訳. 鎮静法ハンドブック. 東京; メディカル・サイエンス・インターナショナル; 2014. p.210-20.

3) 日本循環器学会, 他編. カテーテルアブレーションの適応と手技に関するガイドライン. 2012. p.3-68.

4) Shepard SM, Tejman-Yarden S, Khanna S, et al. Dexmedetomidine-related atrial standstill and loss of capture in a pediatric patient after congenital heartsurgery. Crit Care Med. 2011; 39: 187-9.

5) Chrysostomou C, Sanchez-de-Toledo J, Wearden P, et al. Perioperative use of dexmedetomidine is associated with decreased incidence of ventricular and supraventricular tachyarrhythmias after congenital cardiac operations. Ann Thorac Surg. 2011; 92: 964-72.

〈植木隆介〉

Ⅱ-4 気管支鏡鎮静の問題点と注意点

近年の気管支鏡検査

　気管支鏡検査は肺または気管支など呼吸器の病気を正確に診断するために，口または鼻から気管支内視鏡を気管や気管支の中に挿入して内腔を観察したり，組織や細胞，分泌物などの検体を採取する検査である．近年では，肺癌診療におけるバイオマーカーの新規発見，臨床導入に伴い，細胞診検体だけでなく十分な量の組織検体が必要とされる．EGFR遺伝子変異の耐性変異検索に代表される再生検（re-biopsy）も通常診療で広く行われており，必須の検査となっている．以上より，気管支鏡検査の診療において占める役割は大きくなってきている．

　しかしながら，気管支鏡検査では，特に挿入時に恐怖感，咽頭違和感，悪心，咳嗽，呼吸困難などを伴うことが知られており，初回の気管支鏡検査の印象の悪さから，2回目以降の検査を拒否されることがある．

　「苦痛のない気管支鏡検査」に対する患者側の要望は高まっており，患者と術者双方における満足度，診断治療成績の向上がますます求められており，安全に手技を施行するために，適切な麻酔，鎮静が不可欠となっている．

　以下に気管支鏡検査における麻酔・鎮静について海外のガイドラインACCP（American College of Chest Physicians）ステートメント，BTS（British Thoracic Society）ガイドラインの知見を交えて述べる．

前処置

■前投薬

　アトロピンで代表される抗コリン薬は，咳嗽を減らし，気道分泌物の

減少により視野が確保でき，血管迷走神経反射を防ぎ，気管支攣縮反射を減らすとされてきた．しかし複数のランダム化比較試験では，気管支鏡検査時の前投薬としての有効性は証明されず，むしろ頻脈や高血圧などの心血管有害作用の増加が報告された．現在のところ，ルーチンに行う前投薬の有効性を示すエビデンスは存在しない．

■ 局所麻酔

他の局所麻酔薬（ベンゾカイン，テトラカイン，コカイン）に比較して有害作用のリスクが低いので，リドカインが使用される．リドカインアレルギー患者に対してはプロカインを用いることがある．投与方法はさまざまであるが，リドカインによる局所麻酔は，咳嗽を抑え，鎮静薬の量を減らすことができるので，使用が推奨されている．施行に際してはJackson型噴霧器が用いられることが多く，1〜4％の濃度液が用いられることが多い．

経鼻挿入の場合，鼻腔の局所麻酔は，スプレー噴霧よりは2％リドカインゲルが推奨されている．経口挿入の場合には，喉頭，気管，気管支の局所麻酔は，気管支鏡を進めながらワーキングチャンネルからのリドカイン散布または噴霧にて行われる．

鎮静

欧米を中心として気管支鏡検査における鎮静に関するランダム化比較試験，コホートスタディが多く報告されている．欧米ではベンゾジアゼピン系睡眠薬とオピオイドを併用することが忍容性と効果の双方において良好であったことが報告されている．また安全性を損うことなく，患者，術者ともに，通常鎮静を望んでいるという報告があり，BTSガイドラインでは，禁忌がない限りは，経静脈鎮静を提供すべきと明記されている．一方，鎮静なしでも気管支鏡検査は問題なく行えることがあるので，事前に患者の希望と併存疾患の有無を考慮して鎮静薬の使用を決め

ることが重要である.

　ベンゾジアゼピン系薬剤は，鎮静，前行性健忘作用があり，患者の不快感を減らし手技に対する耐忍性を高め，患者の満足度を高めるため，使用が推奨されている．特に即効性と作用時間が短いミダゾラムが広く使用され，ACCP ステートメント，BTS ガイドラインでも推奨されている．過投与を防ぐために，低濃度（1mg/mL）で使用し，反応をみながら少量ずつ投与する．プロポフォールは治療域が狭く個人差が大きいために，過量投与により容易に全身麻酔となる．また，ミダゾラムに対するフルマゼニルのような拮抗薬がプロポフォールには存在しないため，BTS ガイドラインでは，麻酔科医のような専門医により使用することが推奨されている.

　また，オピオイドをミダゾラムに追加することが，咳嗽反射の減少，リドカイン使用量の減少につながるため，ACCP ステートメント，BTS ガイドラインにて併用を考慮すべき，あるいは推奨するとされている．使用するオピオイドとしては短時間作用型のフェンタニルが推奨されている．併用による重篤な有害作用の増加は証明されていないが，過鎮静のリスクが上昇する可能性があるため，注意が必要である.

　本邦では気管支鏡検査における鎮静については各施設，検査者に委ねられており，われわれの検索した範囲では一定した推奨は存在しない．2010 年に行われた日本呼吸器内視鏡学会安全対策委員会アンケート調査では，経静脈鎮静をルーチンに行っている施設は 17％と少なく，64％の施設では行われていなかったが，2016 年の調査では施行施設は 49％と大幅に増加しており，前述の肺癌バイオマーカー検索目的などで気管支鏡検査の頻度の増加と施行時間の長時間化が影響しているものと考えられる．以下に当院での鎮静方法について述べる.

当院での鎮静方法

　当院では患者背景，検査手技の侵襲度に応じてミダゾラムのみ，フェンタニルのみ，ミダゾラムとフェンタニル併用，鎮静なしの4つのパターンに分けて鎮静を行っている．ミダゾラムのみの場合には，ミダゾラム量（mg）＝体重（kg）×年齢調整係数（k）（k；69歳以下：0.066，70〜74歳：0.006，75〜79歳：0.055，80歳以上：0.005）にて投与量を決め，フェンタニルについては70歳以下では50μg，71歳以上では30μgを初期投与量とし，検査中の咳嗽，苦痛度に応じて少量ずつフェンタニルの追加投与を行っている．検査終了後，フェンタニル使用例に対しては速やかにナロキソン0.2mgを静脈内投与し，ミダゾラム投与例に対してはフルマゼニル0.25〜0.5mgを静脈内投与する．また外来患者では病院内で1〜2時間安静にした後，バイタルを確認し帰宅としている．

💡 Point

- ☑ 肺癌バイオマーカーの導入により検査にかかる時間が長くなった
- ☑ アトロピンによる前投薬はルーチンに使用するだけのエビデンスは存在しない
- ☑ 局所麻酔にはリドカインの噴霧が行われる
- ☑ リドカインアレルギー患者にはプロカインを用いる
- ☑ 鎮静についてはミダゾラム，フェンタニルの併用が禁忌のない限り推奨される

気管支鏡鎮静の注意点

　気管支鏡検査の合併症については，重大なものは本邦での2016年の

Ⅱ．各領域の鎮静医療安全

全国調査で死亡例を11例（気管支鏡検査全体の0.001％）認めたと言われている．以下に気管支鏡鎮静の注意点として合併症について述べる．

■低酸素血症

気管支肺胞洗浄，気管支洗浄，気管支擦過，気管支生検の順に低酸素血症を招きやすいとされる．検査前の酸素飽和度は予測因子とならないとされており，酸素付加を行わずにベンゾジアゼピン系の鎮静を行った場合，80％以上の患者に気管支鏡検査手技中に低酸素血症が認められ，検査終了後も60％の患者に低酸素血症が残ったとされる．経鼻，経口の挿入経路にて低酸素血症の起こる頻度に差はなかった．事前に酸素投与を行うことで，低酸素血症の予防につながるとされ，経鼻酸素カニューラにて2L/min以上の酸素投与にて，低酸素血症の程度を軽減できるとされている．気管支鏡検査前には検査前の酸素飽和度，肺機能，合併症，鎮静の有無，気管支鏡検査手技内容についての評価が不可欠である．

■心合併症

低酸素血症は頻脈，血圧上昇，心係数の増加と関連しているとされる．気管支鏡検査中の「心拍数×収縮期血圧」は無症候性の心筋虚血に近づき，特に高血圧を有する患者では注意が必要である．60歳以上の患者では21％に心負荷に伴う徴候が認められるとされている．気管支鏡検査中には不整脈が増加することが報告されており，洞性頻脈と心房性・心室性期外収縮が高頻度に認められる不整脈である．検査中の心筋虚血は加齢ならびに重喫煙歴と相関するとされている．BTSガイドラインでは鎮静を行う前に静脈ラインを確保することが推奨されている．

■出血

出血は気管支生検の0.85％，擦過の0.25％，気管支洗浄の0.05％，経気管支針生検の0.28％，観察の0.19％に起こるとされている．生検

手技の種類，凝固障害，血小板数，ヘモグロビン濃度などは出血の危険性の予測因子にはならないとされ，高度の出血をきたす患者の3分の2はこれらの危険因子を有さないとされる．90％以上の出血は自然止血あるいはアドレナリン，コカイン散布の局所止血薬によって止血可能であるとされている．

■気胸

気胸は気管支鏡検査時の生検鉗子が臓側胸膜に達して，これを破る，もしくはEBUS-TBNA（超音波気管支鏡ガイド下針生検）にて縦隔リンパ節などの穿刺を行う場合に縦隔側の胸膜を傷つけることで生じるとされている．気管支生検全体で0.1～0.16％で発生するとされているが，ミダゾラム，フェンタニルなどの鎮静を使用する場合には気胸のリスクが上がる可能性がある．これは，鎮静を用いない気管支鏡検査では，検査の最中に患者に生検のつど，胸膜を掴んでいないかどうかなどを確認することで気胸の発生を予防しているのが，鎮静を用いることで，その確認が困難になるため，鎮静を併用する場合にはより注意が必要である．また逆に鎮静下の気管支鏡検査では気胸の発生を危惧するあまり生検鉗子の挿入が不十分になることで生検組織が得られないという可能性もあるため，末梢病変に対して気管支鏡検査を施行する際の鎮静の適応には検討が必要かもしれない．BTSガイドラインでは気胸のチェック目的の検査直後の胸部X線撮影は必要ないとされている．

以上，気管支鏡鎮静時の注意すべき合併症について述べた．

気管支鏡検査時の鎮静薬の使用については，苦痛軽減という利点と低酸素血症などの欠点のどちらを重視するかということが問題になってくる．基礎疾患がなく，咳嗽反射の強い若年者においては，呼吸抑制による身体への影響よりも苦痛が軽減する利益の方が大きいと思われ，鎮静薬併用の良い適応かもしれない．高齢者や基礎疾患を有する場合には鎮

静薬の効果遷延や，それに伴う呼吸抑制の影響が強く出現する可能性もあるため，積極的な適応ではないかもしれない．気管支鏡検査における鎮静の使用については症例ごとに適応を吟味するべきである．

💡 Point

- ☑ 気管支鏡鎮静時には低酸素血症が起きやすい
- ☑ 事前の酸素投与が低酸素血症の予防につながる
- ☑ 心合併症のリスクがあるため検査前の静脈路確保が望まれる
- ☑ 末梢病変に対する気管支鏡検査時には鎮静により気胸発生のリスクが高まる可能性があり，注意が必要である
- ☑ 画一化された推奨はなく，症例ごとに鎮静の薬剤選択，適応を考える必要がある

▶文献

1) Wahidi MM, Jain P, Jantz M, et al. American College of Chest Physicians consensus statement on the use of topical anesthesia, analgesia, and sedation during flexible bronchoscopy in adult patients. Chest. 2011; 140: 1342-50.

2) Du Rand IA, Blaikley J, Booton R, et al. British Thoracic Society guideline for diagnostic flexible bronchoscopy in adults: accredited by NICE. Thorax. 2013; 68 Suppl 1: i1-i44.

3) 日本呼吸器内視鏡学会 安全対策委員会, 編. 呼吸器内視鏡診療を安全に行うための手引き書. 第4版. 日本呼吸器学会; 2017.

〈國政 啓　木村円花〉

Ⅱ-5 局所麻酔時の鎮静の問題点と注意点

　局所麻酔下での処置において，患者の不快を取り除くために多くの現場で鎮静が行われている．鎮静を適切に行うことが重要であることはすでに述べた．この章では，局所麻酔患者に鎮静を行った（以下：鎮静下局所麻酔）時，特有の問題点と注意点を述べる．

局所麻酔は全身麻酔より安全？簡単？

　局所麻酔には神経ブロック，浸潤麻酔などが含まれる．これらは全身麻酔と比べ，全身への影響が少ないため，全身麻酔より患者の合併症頻度が少なくなると認識されている．しかし，鎮静を行うことにより，局所麻酔特有の合併症がマスクされる．局所麻酔が不十分な場合には，鎮静によりコミュニケーションできない患者が暴れる危険性もある．鎮静により問題が起こる可能性もある．鎮静下局所麻酔管理は全身麻酔管理より難しいと考える麻酔科医も多い．

局所麻酔薬中毒[1]

　局所麻酔による問題点に局所麻酔薬過量投与による局所麻酔薬中毒があげられる．重症例では意識障害，呼吸停止，心静止を引き起こす．症状 表1 は多岐にわたるが，特徴的な初期症状は患者の訴えであることが多い．鎮静下では，これらの特徴的な初期症状を見逃す．このような状況をよく理解して，頭の片隅に局所麻酔薬中毒の可能性を考えておく．血圧の上昇や不整脈がみられた場合，通常疑わないような状況であっても，その他に局所麻酔薬中毒の症状が出ていないか確認し，少しでも可能性があれば判断できる医療従事者に懸念を伝える．局所麻酔中

Ⅱ. 各領域の鎮静医療安全

表1 局所麻酔薬中毒の徴候と症状

1）中枢神経系

　刺激症状： 舌，口唇の痺れ，金属用の味覚，多弁，呂律困難，興奮，
　　　　　　 めまい，視力障害，聴力障害，ふらつき，痙攣
　抑制症状： せん妄，意識消失，呼吸停止

2）心血管系

　刺激症状： 高血圧，頻脈，心室性期外収縮
　抑制症状： 洞性徐脈，伝導障害，低血圧，循環虚脱，心静止，　心電図上の
　　　　　　 PR 延長，QRS 幅増大

Ⅱ-5 局所麻酔時の鎮静の問題点と注意点

```
局所麻酔薬中毒の発生

① まず行うこと    □ 局所麻酔薬の中止
                  □ 応援の要請
                  □ モニターの装着
                  □ 静脈ラインの確保
                  □ 気道確保および 100% 酸素で人工呼吸
                  □ 痙攣の治療（ベンゾジアゼピン推奨）
                  □（余裕があれば）血中濃度測定のための採血

② 重度低血圧   □ 心肺蘇生の開始      ② 循環安定   □ 注意深い観察
   不整脈あり   □ 脂肪乳剤の投与                  □ 脂肪乳剤を考慮
                □ 体外循環の準備                  □ 対症的な治療

③ 経過観察     □ 患者を監視と直ちに治療ができる場所に移動
                □ 観察の継続
                □ 脂肪乳剤の副作用に注意
```

図1 パニックカード： 局所麻酔薬中毒発生時の対応

（日本麻酔科学会. 局所麻酔薬中毒への対応プラクティカルガイド[1]）

毒の治療は一般的な救急対応のほか重症例では 20% 脂肪乳剤の使用が
推奨されている 図1． 使用頻度は少ないため，脂肪乳剤の投与方法を
覚えておくことは困難と考える． 使用法のパニックカード 図1，
図2 を用意し，緊急薬剤の準備場所を知っておく．

JCOPY 498-05542

135

20% 脂肪乳剤の投与法
1.5mL/kg（100mL）を約 1 分かけて投与
0.25mL/kg/min（17mL/min≈1,000mL/h）で持続投与開始
5 分後 　循環の改善が得られなければ，再度 1.5mL/kg（100mL）を投与 　同時に持続投与量を 2 倍の 0.5mL/kg/min（2,000mL/h）に上昇
さらに 5 分後 　再度 1.5mL/kg（100mL）を投与（bolus 投与は 3 回が限度）
循環の回復・安定後もさらに 10 分間は脂肪乳剤の投与を継続 最大投与量の目安は 12mL/kg

図2 パニックカード：局所麻酔薬中毒発生時の脂肪乳剤の投与法
（日本麻酔科学会. 局所麻酔薬中毒への対応プラクティカルガイド[1]）

■ コミュニケーションできない鎮静患者が暴れる

　局所麻酔施行患者を鎮静し，処置を行う時，コミュニケーションできない患者が暴れ出すことを経験する．これは，鎮痛処置がうまくできていないことを表す（総論 10）．これらの患者に鎮静薬で不動化を得ることを行ってはいけない．鎮痛状態と鎮静状態を評価し，鎮痛状態に問題があると評価された場合は，まず鎮痛処置を考える．局所麻酔の再施行や鎮痛薬の静脈内投与を検討する．その後必要に応じて鎮静薬を投与する．

麻酔科医の協力は必須

　局所麻酔処置時の鎮静への麻酔科医の関与は進んでいない．麻酔科医が関与する鎮静管理（monitored anesthesia care：MAC）は海外で全身麻酔と同等の手技と認識されている[2]が，日本では特別な手技として認識されておらず，医療行為として病院に対する付加価値が少ない．ま

た病院内に勤務する麻酔科医の人員が少ない．局所麻酔で処置を行う施設に全身麻酔管理を行える設備が整っていない．以上のような理由が存在する．それでも，患者安全のためには麻酔科医の関与が必須であることは疑いの余地がない．病院は鎮静を行っている部署に全身管理できる医療従事者の配置を検討する必要がある．自施設に必要な麻酔科医の人員を検討し，適切に配置を行い，鎮静処置への積極的な関与が今後望まれる．

標準化とチームトレーニング

鎮静により局所麻酔薬中毒の発見は非常に難しくなる．日本麻酔科学会が提供している『局所麻酔薬中毒への対応プラクティカルガイド』が参考になる．ガイドライン中のパニックカードの1例 図1 ， 図2 を示したが，ガイドラインの内容と自施設状況のギャップを検討し，理想とされる状態に向けてシステムやルールを作成し標準化を検討すべきである．

鎮静による呼吸・循環障害や局所麻酔中毒による循環・中枢神経障害発生時の緊急時対応は標準化で対応できるものと，チームスキルを発揮すべきものがある．自施設のメンバーと標準化されたルールやシステムを用い定期的なチームトレーニングを行う．患者安全のために対応できる環境を作るべきである．

▶文献

1) 日本麻酔科学会. 局所麻酔薬中毒への対応プラクティカルガイド. http://www.anesth.or.jp/guide/pdf/practical_localanesthesia.pdf
2) 横田美幸, 関　試, 大島　勉, 他. MAC（Monitored Anesthesia Care）の概念と日本への導入. 日本臨床麻酔学会誌. 2011; 31: 580-7.

〈羽場政法〉

Ⅱ-6 小児処置鎮静時・MRI 鎮静時の注意点と問題点

小児処置鎮静の特徴と注意点

■ 小児処置鎮静の特徴

　小児，特に 6 歳未満や発達障害のある小児では行動の自己制御ができないため，疼痛を伴わない処置や検査においても，体動抑制の目的のみで中等度ないしは深い鎮静が必要となる場合がある．これらの児では，鎮静深度評価のための刺激に対する反応自体が処置の妨げになりうるので，鎮静深度評価を頻繁に行うことが困難である．そのため，鎮静深度が意図した程度より深い深度に容易に移行する．

表1 小児呼吸器系の解剖生理学的特徴

● 口腔内に占める舌の割合が大きい ● 口蓋扁桃・咽頭扁桃肥大の頻度が高い	● 上気道閉塞をきたしやすい
● 鼻腔の粘膜・リンパ組織が発達していて狭い ● 新生児・乳児では鼻呼吸に依存する	● 粘膜腫脹，分泌物による閉塞，経鼻胃管挿入などで呼吸困難をきたしやすい
● 後頭部が大きく 2 歳以下では仰臥位で気道が屈曲し閉塞しやすい	● 気道を開存させる体位が年齢によって異なる ● 2 歳以下では肩の下もしくは背中に薄い枕を入れる ● 年長児・成人では頭部の下に薄い枕を入れる
● 喉頭は漏斗状で輪状軟骨部が最狭部である	● 輪状軟骨部の粘膜に強い刺激が加わり浮腫が生じると狭窄症状が出やすい
● 体重あたりの酸素消費量が多い ● 機能的残気量が相対的に少ない	● 無呼吸・低換気になると低酸素血症になりやすい

138

Ⅱ．各領域の鎮静医療安全

■ 小児処置鎮静の有害事象

　小児処置鎮静中の有害事象の約8割が呼吸器系の異常を初発症状としており，早期に発見し適切な処置がなされなければ死亡や後遺障害につながることが報告されている[1]．小児で呼吸関連の異常が多いのは，解剖生理学的特徴による 表1．小児の鎮静を安全に行うためにはこれらの特徴を理解した管理が必要となる．

■ 小児鎮静のガイドライン

　小児鎮静のガイドラインは米国小児科学会（American Academy of Pediatrics: AAP）をはじめ，さまざまな団体から公表されているが，特定の鎮静薬や鎮静方法を推奨しているものはない．安全に鎮静を行うために，AAP のガイドライン[2] では鎮静前の患者評価，絶飲食，適切なモニタリングの実施，緊急対応の体制構築の重要性が強調されている．表2 に各鎮静レベルで推奨される人員やモニター，準備機器を示す．鎮静深度は容易に移行するので，意図した鎮静深度より深くなった場合に速やかに対処できるスキルを持った人員の確保，medical emergency team などのバックアップ体制整備が必要である．

■ 鎮静施行前の患者評価・気道評価

　鎮静前の全身評価，なかでも気道評価は重要である．早産児では鎮静による呼吸合併症が多いことが報告されており，小児では出生歴の聴取も重要である．また，身長・体重は直近のものを確認する．

　口腔内を診察し開口障害や扁桃肥大の有無を確認するが，年少児の診察は困難である．保護者に普段の様子やいびき，無呼吸，気道狭窄音などがないか確認することが重要である．気道や顔面の奇形，睡眠時無呼吸症候群などは呼吸合併症のリスクとなる．ハイリスク症例 表3 は，鎮静前に麻酔科など気道・全身管理ができる科にコンサルトすべきである[3]．

表2 鎮静深度と必要な人員・機器

	軽い鎮静	中等度鎮静	深い鎮静	全身麻酔
反応性	呼びかけで正常反応	呼びかけに対し意図のある動き	連続刺激や痛み刺激で意図のある動き	痛みを受けても覚醒しない
気道	無影響	介入の必要なし	介入が必要な可能性	介入が必要
自発呼吸	無影響	介入の必要なし	介入が必要な可能性	介入が必要
循環	無影響	十分である	不十分な可能性	しばしば不十分
患者の観察	間欠的に鎮静深度を評価	PALSのスキルがあるスタッフが観察，鎮静が安定したら兼任可	PALSのスキルがあるスタッフが専属で観察	麻酔科医が行う
モニター	パルスオキシメーター	パルスオキシメーター 心電図（推奨） 心拍数，血圧，呼吸 カプノグラム（推奨）	パルスオキシメーター 心電図（必須） 心拍数，血圧，呼吸 カプノグラム（必須）	全身麻酔管理
その他の機器		吸引，酸素，救急カート	吸引，酸素，救急カート除細動器	
鎮静後		バイタルサインを覚醒までは10分ごとに，覚醒後は間隔を空けて記録	バイタルサインを覚醒までは5分ごとに，覚醒後は10～15分ごとに記録	

（Coté CJ, et al. Pediatrics. 138: e20161212[2) を参考に作成）

II．各領域の鎮静医療安全

表3 麻酔科へコンサルテーションすべき症例

1．合併症

- ASA physical status　ⅢまたはⅣ
- 呼吸器系：口蓋扁桃，咽頭扁桃肥大による気道閉塞（大きないびき，閉塞性
睡眠時無呼吸症候群）
コントロール不良の喘息，最近の肺炎，気道感染症
気道，頭蓋顔面の奇形
＜先天性＞染色体異常（21trisomy，18trisomy）
　　　　　　　Pierre Robin 症候群，Treacher Collins 症候群，鰓弓症
候群
　　　　　　　頭蓋骨早期癒合症（Crouzon 症候群，Apert 症候群）
　　　　　　　気管狭窄症，気管軟化症
＜後天性＞腫瘍，炎症，膿瘍
- 高度肥満
- 心血管系：チアノーゼやうっ血性心不全を認める先天性心疾患
- 神経系：発達障害，コントロール不良のけいれん，中枢性無呼吸
- 未熟性：受胎後 60 週未満の新生児
- 胃食道逆流
- 重篤な肝腎疾患

2．深い鎮静が必要なフルストマック症例

緊急症例

3．鎮静管理の問題

重症発達遅滞，注意欠陥多動障害

4．過去の鎮静不成功例

過鎮静，不十分な鎮静，鎮静薬に対する奇異性反応

（Coté CJ, et al. Editors. A practice of anesthesia for infants and children. 6th ed. Philadelphia: Elsevier; 2019[3] を参考に作成）

■ 鎮静前の絶飲食

　嘔吐・誤嚥防止のため，待機的な鎮静では全身麻酔に準じた絶飲食を行う（清澄水 2 時間，母乳 4 時間，人工乳・軽食 6 時間）．乳児では哺

表4 小児の鎮静に使用する薬剤

	用法・用量	作用発現時間	作用持続時間	補足
抱水クロラール（エスクレ®坐薬）	20〜50mg/kg 直腸内投与 総量1.5gまで	30〜60分	2〜8時間	● どちらも代謝産物トリクロロエタノールに活性（併用に注意する） ● トリクロロエタノールの半減期が長い（小児10時間，正期産児18時間，早産児40時間）
トリクロホスナトリウム（トリクロリール®シロップ）	20〜80mg/kg 経口投与 総量2gまで	30〜60分	2〜8時間	● 急性間欠性ポルフィリン症では禁忌
バルビツール酸系（チオペンタール，チアミラール）	1〜3mg/kg 静注（1mg/kgずつ追加投与）	15〜30秒	単回投与では15〜20分程度で覚醒	● 繰り返し投与で覚醒時間が延長する ● 循環血液量減少患者では血圧低下 ● 急性間欠性ポルフィリン症，重症喘息では禁忌
ミダゾラム	0.1〜0.3mg/kg 静注 0.1〜0.4mg/kg/時 持続静注	1〜3分	15〜30分	● オピオイドの併用で呼吸抑制のリスクが上昇 ● 薬剤投与後に興奮する症例がある
プロポフォール	1〜2mg/kg 静注 3〜10mg/kg/時 持続静注	30秒	持続投与中止後5〜15分	● 小児での長期投与でプロポフォール注入症候群の報告があるため慎重投与 ● 血管痛，血圧低下，徐脈
ケタミン	1〜2mg/kg 静注 1〜2mg/kg/時 持続静注 5mg/kg 筋注	1分 5分	単回投与では10〜20分	● 痙攣を誘発する可能性 ● 脳圧亢進患者では禁忌 ● 分泌物増加
デクスメデトミジン	1μg/kgを10分かけて静注 0.2〜0.7μg/kg/時 持続静注	10分	30〜60分	● 小児では推奨投与量では鎮静不十分で1μg/kg/時以上の投与が必要なことがある ● 徐脈，低血圧，高血圧の可能性

乳後の自然睡眠を利用して検査を行うことがあるが，検査中に覚醒した場合に鎮静薬を投与すると誤嚥のリスクがあるので検査の中止も考慮する．

緊急症例では処置の緊急性と誤嚥のリスクを考慮して鎮静開始の時期，鎮静方法を決定する．鎮静をしない場合，患児に対して処置や検査について十分プレパレーションを行ったり，テレビゲームやDVDで気を逸らわせることで処置が可能となる場合もある．もしくは全身麻酔・気管挿管下に処置を行うことも検討する．

■鎮静に使用する薬剤

小児の鎮静で使用される代表的な薬剤を 表4 に示す．いずれも絶対に安全という薬剤はない．各施設で使用に慣れた薬剤を，その特徴を理解して使用するのがよいと考えられる．

■鎮静後の観察と帰宅基準

鎮静後も覚醒するまではバイタルサインのモニターを継続する．鎮静後に帰宅させる場合は呼吸・循環状態が安定していること，意識レベルが鎮静前のレベル近くまで回復していること，嘔吐がなく水分摂取が可能であることを確認してから帰宅させる．死亡を含む鎮静の有害事象は帰宅後にも生じうる．帰宅途中の車内（特に後部座席のチャイルドシート使用時）や帰宅後も保護者による観察が必要である．観察を継続し異常があれば連絡・受診するよう保護者に説明しておくことも必要である．

Point

- ☑ 小児では疼痛を伴わない処置でも深い鎮静が必要となる場合がある
- ☑ 小児では意図した鎮静深度より深い鎮静に移行しやすい
- ☑ 小児の処置鎮静では呼吸関連の有害事象が多く速やかな処置が必要である
- ☑ 緊急対応可能な体制の構築が重要である

小児 MRI の鎮静の注意点

MRI は疼痛を伴う検査ではないが，騒音の中，狭い場所で長時間じっとしていなければならないため，小児にとっては苦痛の大きい検査である．そのため特に 6 歳未満の小児や発達障害のある小児では鎮静が必要となることが多い．

■ MRI 検査室の特殊性

MRI 検査室は強力な磁場が発生しており，磁性体の持ち込みはガントリーへの吸着の危険があり禁止されている．そのため緊急で気道確保や蘇生処置が必要となった場合に，必要な機器を持ち込めないことが想定される．また，強磁場環境で作動が保証されている生体情報モニターや輸液ポンプ，麻酔器や人工呼吸器などが販売されているが，すべての医療施設に普及しているものではない．

■ 小児 MRI の鎮静の特殊性

MRI は検査時間が長く，長時間の不動化が必要であり小児では比較的深い鎮静が必要となる．鎮静深度評価のための刺激で体動が生じると検査の妨げになるため，頻繁に評価ができないまま意図したよりも深い

II. 各領域の鎮静医療安全

鎮静に移行している可能性がある．また，体の小さい乳幼児はガントリーの中に入ってしまうとテレビカメラで観察していても呼吸運動が確認できず，モニターを装着していなければ患者の異常の発見が遅れてしまう．持ち込める機器に制限があり，さらに狭いガントリー内での蘇生処置は困難であるため，緊急時は患者を検査室外に移動しなければならず対処が遅れがちになる．

■ 小児 MRI 鎮静の合併症

2010 年に日本小児科学会医療安全委員会が小児科専門医研修施設を対象に行った調査では，回答があった施設の 35％にあたる 147 施設で鎮静に関連する何らかの合併症を経験していることが明らかになった[4]．この中には呼吸停止や心停止といった重篤な合併症も含まれていた．これをうけて 2013 年に日本小児科学会，日本小児麻酔学会，日本小児放射線学会が共同で「MRI 検査時の鎮静に関する共同提言」[5] を発表し，小児 MRI の鎮静を安全に行うための基準を示した．この中には MRI に限らず小児の鎮静を行う上で共通する概念が示されているので参照されたい．

■ 鎮静前の準備

MRI 以外の小児処置鎮静と同様，鎮静前に全身評価，気道評価を行いハイリスク症例は麻酔科などにコンサルトする．インフォームドコンセントをし，同意書を作成する．深い鎮静が必要となるため絶飲食は全身麻酔に準じて行う（清澄水 2 時間，母乳 4 時間，人工乳・軽食 6 時間）．

緊急時の気道確保や蘇生処置に使用する機器を準備し，緊急対応可能な人員を配置する．機器は MRI 対応のものが望ましいが，非対応のものしかない場合は検査室内に持ち込まないよう注意して使用する[6]．

■ 鎮静の実際

使用する鎮静薬は各施設で使い慣れたものが安全であると考えられ

る．MRI検査室内に入ってから鎮静薬を投与する場合，気道閉塞や呼吸停止時に使用できる機器が限られる．気道確保困難や呼吸停止のリスクが高い患者は，MRIの前室などで鎮静を開始し，肩枕による頭部後屈やエアウェイなどで安定した気道開通が得られなければ声門上器具の挿入や気管挿管を行い，安定した呼吸が得られてから検査室内に移動する．補助呼吸が必要な場合はMRI対応の麻酔器や人工呼吸器，それらがなければMRI対応のバッグバルブマスクで補助呼吸を行う．

　鎮静の開始から終了まで患者のモニタリングに専念する医師または看護師を配置する．鎮静中はパルスオキシメーターでSpO_2の連続モニタリングが必須であるが，これだけでは換気状態は評価できない．酸素投与中は高度低換気になるまで動脈血酸素飽和度が低下しないことがある．換気障害の早期発見のためには胸郭の動きの観察などが必要だが，

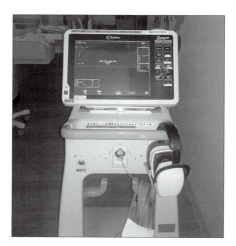

図1　当院で使用しているMRI対応モニター

Expression MR400，フィリップスエレクトロニクスジャパン

II. 各領域の鎮静医療安全

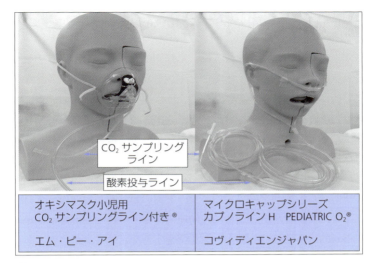

図2 CO_2 サンプリングライン付き酸素マスクと鼻カニューラ

ガントリー内の患者の観察は困難であるため，MRI対応のカプノメーターの使用が望ましい．

■ 当院麻酔科での工夫

現在，当院ではMRI対応のモニター（Expression MR400，フィリップスエレクトロニクスジャパン，図1）を使用している．以前はMRI非対応だがカプノメーターを備えたモニターを操作室に設置し，サンプリングチューブを延長して患者の口元に置くことで換気のモニターを行っていた．現在は酸素投与とサンプリングを同時に行うことができるデバイスも利用している 図2.

当院で麻酔科にMRIの鎮静依頼がある場合は深鎮静もしくは全身麻酔が必要な症例や気道確保困難の可能性がある症例が多い．当院にはMRI対応の麻酔器がないため，MRIの前室に簡易な麻酔器を設置し，ここで鎮静を開始して呼吸状態が安定してから検査室に移動するように

している.

■その他の注意点

声門上器具や気管挿管を行う場合，鋼線の入ったらせん入りチューブやラリンジアルマスクを使用するとガントリーに吸着するリスクがあると同時に，画像のアーチファクトの原因になるので使用を避ける．カフ付き気管チューブのパイロットバルーンにも金属が使用されており，撮像部位からなるべく遠ざけるようにしたり，患者に接触したりしないように注意する.

プロポフォールなどの持続静注で鎮静している場合，鎮静薬と同じ点滴ルートから造影剤を投与するとルート内の鎮静薬が急速投与され呼吸抑制をきたす場合がある．特に乳幼児ではルート内の薬液量が体重に比して相対的に多いので，別ルートを準備するなどの注意が必要である.

■検査終了後

検査直後も検査前に近い覚醒状態になるまでモニタリングを継続する．外来検査で帰宅する場合は帰宅条件を満たしたことを確認し，保護者に帰宅後の注意を説明した上で帰宅を許可する.

💡 Point

- ☑ 小児 MRI 検査では比較的深い鎮静が必要となる場合が多い
- ☑ MRI 検査室内は使用できる機器に制限がある．自施設の機器が MRI 対応か非対応か確認し緊急時すぐに使用できるよう準備する
- ☑ 鎮静中は MRI 対応のパルスオキシメーターで SpO_2 を持続モニタリングする
- ☑ 換気のモニターとして MRI 対応のカプノメーターを使用することが望ましい

文献

1) Coté CJ, Notterman DA, Karl HW, et al. Adverse sedation events in pediatrics: a critical incident analysis of contributing factors. Pediatrics. 2000; 105: 805-14.

2) Coté CJ, Wilson S. Guidelines for monitoring and management of pediatric patients before, during, and after sedation for diagnostic and therapeutic procedures: up date 2016. Pediatrics. 138: e20161212.

3) Cravero JP, Kaplan RF, Landrigan-Ossar M, et al. Sedation for diagnostic and therapeutic procedures outside the operating room. In: Coté CJ, et al. Editors. A practice of anesthesia for infants and children. 6th ed. Philadelphia: Elsevier; 2019.

4) 日本小児科学会小児医療委員会. MRI 検査を行う小児患者の鎮静管理に関する実態調査（委員会報告）. 日本小児科学会雑誌. 2013; 117: 1167-71.

5) 日本小児科学会, 日本小児麻酔学会, 日本小児放射線学会. MRI 検査時の鎮静に関する共同提言. 2013（2015 一部修正）.

6) 木村信彦, 本間洋輔, 船越　拓. 状況別の鎮静・鎮痛　CT/MRI 撮影時. In: 乗井達守編. 処置時の鎮静・鎮痛ガイド. 東京: 医学書院; 2016. p.137-42.

〈鹿原史寿子　香川哲郎〉

各論III
鎮静中の急変対応の注意点

Ⅲ-1 鎮静のセーフティーネットとしての院内急変対応システム

過鎮静時の院内急変対応システムの重要性

　心肺蘇生教育の普及により，院外心停止の救命率は上昇している．しかし，院内心停止の予後改善は期待通りではない．「医療事故の全国的発生頻度の研究」によると年間約4万件の医療事故があり，約2万件は予防できたと報告されている．

　欧米での院内心停止の多くが数時間前に何らかのバイタルサインの異常を示していると報告され，異常所見の時点で適切な対処をすれば心停止回避率は上昇する．院内急変対応におけるRRSは「心停止になる前に救命すること」を目的としている．鎮静管理においても，術前評価やモニタリングの改善だけでなく，過鎮静時のセーフティーネットとして

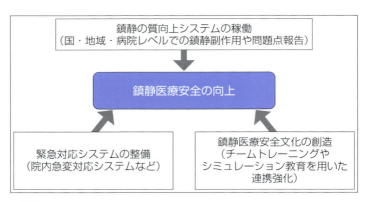

図1　ASA-SED2018における鎮静医療安全向上のための推奨

(Practice Guidelines for Moderate Procedural Sedation and Analgesia 2018: Anesthesiology. 2018; 128: 437-79[1]) より引用，一部改変)

III. 鎮静中の急変対応の注意点

RRS の構築が重要である.

最新の ASA-SED 2018 における新たな項目として，鎮静医療の安全構築のためのプロセス作りがある 図1．鎮静医療の安全向上のためには，国や病院レベルでの鎮静副作用や問題点の報告による質改善，院内急変対応システムの緊急対応システム整備，シミュレーション教育やチームトレーニングを用いた連携強化による鎮静医療の安全文化の創造があげられる．過鎮静時の院内急変対応整備は，このような鎮静医療安全向上に対する核となる.

過鎮静時の院内急変対応における気道管理の重要性

院内急変対応起動のための第1は，異常の認識と急変対応依頼である．異常認識のために，日常から過鎮静時の呼吸パターンや呼吸回数モニタリングなどの教育を行う必要がある．そして，院内急変対応で駆けつける側も鎮静医療現場での急変原因の1つとして過鎮静があることを理解すべきである.

過鎮静患者で最初に行うべきことは全身の酸素化である．バッグバルブマスクで酸素化が可能で状態が安定しているなら，気管挿管は必須ではない．RRS チームが到着するまでに酸素投与と救急カート内の救命器具を用いて患者の酸素化を維持することが重要である．ゆえに， 表1

表1 過鎮静時の院内急変対応で有効な気道確保器具

- リザーバー付きバッグバルブマスク
- 経口エアウェイ，経鼻エアウェイ
- 声門上器具
- マッキントッシュ型喉頭鏡
- 携帯可能なビデオ喉頭鏡…マックグラス，エアウェイスコープなど
- モニター…経皮的酸素飽和度（SpO_2）モニタリング，呼気二酸化炭素濃度（$EtCO_2$）モニタリング

のような緊急気道管理器具を準備し，より救命を専門とする RRS チームの到着まで基本的な気道確保を行うことが推奨される．

Point

- ☑ 院内急変対応の目的は心停止前の救命である
- ☑ 過鎮静時の救命目的に院内急変対応は重要である
- ☑ 院内急変対応の第一は，異常認識と急変対応依頼である
- ☑ 過鎮静による院内急変対応では，気道管理器具の整備が重要である

▶文献

1) Practice Guidelines for Moderate Procedural Sedation and Analgesia 2018: A Report by the American Society of Anesthesiologists Task Force on Moderate Procedural Sedation and Analgesia, the American Association of Oral and Maxillofacial Surgeons, American College of Radiology, American Dental Association, American Society of Dentist Anesthesiologists, and Society of Interventional Radiology. Anesthesiology. 2018; 128: 437-79.
2) Saket G. Trends in Survival after In-Hospital Cardiac Arrest. N Engl J Med. 2012; 367: 1912-20.
3) Girotra S. American Heart Association's Get With the Guidelines®-Resuscitation Investigators. Hospital variation in survival trends for inhospital cardiac arrest. J Am Heart Assoc. 2014; 3: e000871.

〈駒澤伸泰〉

Ⅲ-2 過鎮静時の急変 ―現場対応者と応援者がするべきこと

過鎮静時の急変とは ABCD の変化

　鎮静に使用される薬の種類・量・作用機序・半減期，薬の組み合わせ，また患者側の年齢や肝腎機能に応じた代謝などさまざまな要素が重なって，過鎮静による呼吸および循環抑制は常に起こりうる．全ての検査・処置が終了した後の病棟や自宅においてさえも，起こる可能性がある．ここでは特に検査・処置中に発生した急変の現場対応について述べる．急変とは，普段おそらく呼吸不全から停止，血圧低下や心停止などに使用されている言葉と考えられるが，要は

　① A（Airway 気道）
　② B（Breathing 呼吸）
　③ C（Circulation 循環）
　④ D（Disability 意識 / Differential Diagnosis 鑑別疾患）

の変化，これにいかに迅速に気づけるかにかかっている．患者の術前評価，意識や表情，機器モニタリングなどを通して，患者の命を預かっていることを自覚しながら，検査・処置を進めていく必要がある．また，D には意識状態に加えて鑑別疾患も念頭に，鎮静薬過剰・鎮痛薬過剰・アナフィラキシーなどの異常発見をすることが重要である．

ABCD の異常への対応

　いざ急変が起きれば，ABCD の異常に対する治療介入をしつつ，応援を呼び，救急カートから必要物品を集める．

①気道の異常（吸気時喘鳴）

　用手気道確保

②呼吸の異常（呼吸数低下や呼吸停止）

　速やかに内視鏡などの検査・処置を中断してバッグバルブマスクを用いて補助換気

③循環の異常（血圧低下・心拍数の上昇・低下）

　点滴全開，拮抗薬の投与

④意識の異常（意識障害・不穏），鑑別疾患

　低酸素や低血圧から生じている可能性もあるため速やかに改善させる．意識レベルの評価，瞳孔径・対光反射を確認．鑑別疾患に応じて，拮抗薬の投与やアドレナリン筋肉注射など特異的な治療を考慮する．

⑤院内急変対応システム RRS（rapid response system）の発動

　すなわち救急医や麻酔科医，集中治療医など ABCD の管理に長けた医師・看護師を含むチームを要請する必要がある．必要な人手を集める．

急変時に備えて

　鎮静を行う現場において，ガイドラインによれば

　①一次救命処置を行える者が立ち会うこと

　② 5 分以内に二次救命処置を行えること

　が提唱されている．ご自分の普段の臨床現場のスタッフのスキルはいかがだろうか．緊急時対応器具いわゆる救急カートの準備はできているだろうか．それぞれの器材・薬剤の使い方は理解できているだろうか．

具体的な対処方法

①まずは気道管理である．酸素が体に取り込まれなければ，数分後に心停止する．特に吸気時の気道閉塞音があれば，頭部後屈顎先挙上による用手気道確保を行う．

②続いて呼吸の観察．おそらく過鎮静により呼吸数の減少や不規則な呼

吸である場合が多い．速やかにバッグバルブマスクを用いて補助換気を開始する．低酸素血症を伴っている場合も多いため酸素接続を忘れないようにする．このとき，モニターの呼吸数カウントや SpO_2 数値を見るのではなく，実際に患者の口元で気道開通の有無も含めて「見て，聞いて，感じて」観察することが重要である．

③過鎮静となれば，循環動態の不安定も併存している可能性があり，ただちに末梢静脈路から細胞外液の輸液負荷を開始する．もし点滴の滴下不良あるいはショック兆候があれば2本目の末梢静脈路を確保する．ショック兆候とは，橈骨動脈の触知不良，末梢冷感，頻脈あるいは徐脈，血圧低下などである．ここでも決して収縮期血圧の数値だけを見ずに判断することが重要である．

④意識レベルの確認のためにも呼びかけ，覚醒を促す．

単純にまとめると，バッグバルブマスクで補助換気をしながら点滴を全開にする，そして RRT（rapid response team）メンバーのサポートを受けながら患者の全身管理を行っていけば良い．

急変した患者のその後

気道呼吸循環が安定するか否かにかかっている．気道開通が維持できず，自発呼吸が弱いようであれば気管挿管の適応になるであろうし，循環動態不安定であれば中心静脈路の確保や昇圧薬投与が必要かもしれない．そのまま集中治療室での治療継続となるかもしれない．だが適切に気道・呼吸・循環管理を行えば，合併症や後遺症を残すことなく患者は改善する可能性がある．心停止前に異常に気付き，迷わずに緊急コール！　これが大事である．異常に気付くためには，日々の観察とそれに基づく呼吸循環のアセスメント，適切な治療介入について多職種間で共有しておくことである．

表1 急変時の ABCD 評価と対応

評価項目	異常時	対応
Airway 気道	吸気時の気道閉塞音	頭部後屈顎先挙上による用手気道確保
Breathing 呼吸	呼吸数の減少，不規則な呼吸	バッグバルブマスクを用いて補助換気（酸素接続）
Circulation 循環	橈骨動脈の触知不良，末梢冷感，頻脈・徐脈，血圧低下	末梢静脈路から細胞外液の輸液負荷
Disability 意識 / Differential Diagnosis 鑑別疾患	意識レベル低下，瞳孔径・対光反射の異常．	鑑別疾患に応じて，拮抗薬の投与やアドレナリン筋肉注射など特異的な治療を考慮
院内急変対応システム RRS（rapid response system）の発動		

💡 Point

- ☑ 過鎮静は検査・処置中，終了後でも起こりうる
- ☑ まずは気道管理，呼吸と循環の観察を
- ☑ 迷わずに緊急コール！　心停止が迫っているかもしれません

応援者として

　では応援者は何をすべきだろうか．上記の流れを現場対応者と共有し，不十分なところは迅速にサポートする．同じ部署のスタッフであれば，職種に応じてできることはいくらでもある．応援者だからこそ，一歩引いて冷静に全体をみることができる．

①医師として

全体の指示を出す，気道管理をする，RRS を起動する．

②看護師として

気道・呼吸・循環管理の処置の介助をする，バッグバルブマスクを使う，記録をする，気管挿管の準備をする，点滴の滴下を確認して必要に応じて追加の末梢静脈路を確保する，処置に必要な薬剤準備や拮抗薬の準備，ご家族への連絡をするなど直接的なことから間接的なことまで実に幅広くかかわる必要がある．

③検査技師や放射線技師，看護助手として

職務に応じて検査・処置を行う・中断する，救急カートを持参する，部内緊急コールをする，スキルのある者であればもちろん一次・二次救命処置にチームメンバーとして加わるなど，いくらでもできることがある．

④さらに高度なスキルを要する RRT メンバーとして

ABCD 評価はもちろんのこと，声門上器具を含む気道管理，それに続く人工呼吸管理，循環安定化のための補液や昇圧薬の使用，鎮静薬に応じた拮抗薬の使用，全身状態改善のため安全に集中治療室へ搬送し，管理ができること，それらの意思決定を行い，現場対応者と適切なコミュニケーションが取れること．

応援者として必要なスキル

急変時，現場対応者は患者のそばで ABCD 評価と治療介入を行う．応援者として，もしも現場対応者の全身管理のスキルが不十分である場合は，救命のために速やかに適切な治療介入を行う必要がある．あるいは全体を冷静に見渡すことができる立場だからこそ，現場に不足している人員の応援要請をしたり，現場対応に必要なスペースや物品を確保したり，患者のご家族に状況説明する調整をしたり，外回りの仕事もこな

表2

応援者の職種	何をすべきか
医師	全体の指示を出す，気道管理をする，RRSを起動する
看護師	気道・呼吸・循環管理の処置の介助をする，バッグバルブマスクを使う，記録をする，家族に連絡するなど
検査技師・放射線技師・看護助手など	職務に応じて検査・処置を行う・中断する，救急カートを持参する，部内緊急コールをする
RRTメンバー	ABCD評価と全身管理，集中治療

せるはずである．それぞれのスキルは，急変時のみならず通常からトレーニングできることでもある．いずれにせよ，医原的な要素で患者の生命が危ぶまれつつある状態にあるため，何としても救命し，より良い予後につながるよう，多職種の医療チームが一丸となって同じ方向を向くことが重要である．

Point

- ☑ 急変時，応援者だからこそ一歩引いて冷静に全体をみることができる
- ☑ 気道・呼吸・循環の観察・介入が行われているか評価する
- ☑ 自身のスキルを常日頃からトレーニングする

▶文献

1) PEARS: Pediatric Emergency Assessment, Recognition, and Stabilization Provider. 小児救急 評価・認識・病態安定化コース.

〈日下あかり〉

Ⅲ-3 過鎮静時の緊急対応
─基本的な考え方

　軽い鎮静，中等度の鎮静を目指し，適切に観察をしていたとしても，いつの間にか過鎮静となり，全身麻酔に近い状態に陥ってしまうことがある．過鎮静となった場合に緊急対応を要する合併症は，主に呼吸抑制と循環抑制である．

呼吸抑制

　呼吸抑制は，呼吸中枢自体が薬剤によって抑制される中枢性呼吸抑制と，自発呼吸自体はあるが気道が閉塞する末梢性呼吸抑制に大別できる．

　すべての鎮静薬やオピオイドは，呼吸中枢の高二酸化炭素に対する換気応答および末梢の低酸素に対する換気応答を抑制する可能性がある．適切に鎮静する限り，中等度の鎮静までは呼吸抑制の危険性は低い．しかし鎮静薬やオピオイドの投与によって，呼吸は浅くなり，換気回数は減少し，また気道閉塞のリスクも生じる．気道閉塞（末梢性呼吸抑制）は，患者の換気ドライブが保たれている可能性がある点で，中枢性呼吸抑制と異なる．上気道閉塞は解剖学的な要因（小顎，肥満など）や外的な要因（分泌物，血液，異物など）によって起こる．喉頭痙攣や喉頭浮腫など，病的な原因の気道閉塞が起こることもある．

■呼吸抑制への対応[1]

　低換気もしくは無呼吸を伴う低酸素血症が進行した場合，以下のように対応する．

　①声掛け，もしくは身体的な刺激を加えることによって，深呼吸を促す．

②酸素を投与する．出血や分泌物が原因であれば吸引する．

③自発呼吸が不十分であれば，バッグバルブマスク（BVM）を用いた陽圧換気を開始する．

上記の対応で不十分であれば，拮抗薬（ナロキソン，フルマゼニル）を投与する．ただし拮抗薬投与後は，十分に時間をかけて観察する．拮抗薬の作用持続時間を過ぎても，鎮静や呼吸抑制，循環抑制が再発しないことを確認するためである．

BVM でも呼吸抑制が改善しなければ，声門上器具の使用や気管挿管が必要となる．救急カートを持参するとともに，院内救急コールへの連絡を並行して行う．

循環抑制

■ 低血圧

鎮静薬自体に，末梢血管拡張作用や心筋抑制作用があるため，鎮静によって低血圧が生じうる．組織灌流に十分な平均動脈圧を維持するためには，収縮期血圧 90mmHg 以上というのが 1 つの目安となる[2]．皮膚の色調変化や意識状態の変化も循環の評価を行う一助になりうる．

患者因子として，術前状態が悪い場合（出血性ショック，高度の脱水，敗血症，心疾患合併など）に特に厳重な監視が必要である．まれではあるものの，アナフィラキシーショックも低血圧の原因となりうる．

■ 徐脈，頻脈，不整脈

術操作が刺激となって，迷走神経反射が起こることがある．急に徐脈となった場合は術操作を中断し，アトロピンの静脈内投与を考慮する．また出血，アナフィラキシーなどの際には，頻脈になることがある．

無脈性心室頻拍や心室細動が発生した場合は，速やかに胸骨圧迫を開始するとともに，救急カートや除細動器を持参する．また重度の低血圧も心停止（無脈性電気活動）として胸骨圧迫，アドレナリン投与などの

対応を行う．院内救急コールへの連絡も並行して行う．

■ 循環抑制への対応

低血圧に対しては，まずは循環作動薬の投与や急速輸液によって対応する．同時に低血圧の原因検索を行い，原因に応じた処置を行う．治療抵抗性の循環変動に対しては，除細動器および救急カートを持参するとともに，院内救急コールへの連絡をためらわない．過鎮静が原因の循環変動であれば，拮抗薬の投与で改善する可能性がある．よって救急カートには拮抗薬も入れておくべきである．

緊急事態への対応

呼吸抑制，循環抑制への対応と，必要な備えについてまとめる．

■ 薬理学的拮抗

処置室に拮抗薬（フルマゼニル，ナロキソン）を準備しておく．同時にスタッフが鎮静薬，鎮痛薬の薬理作用を理解している必要がある．

■ 気道管理

気道を開通させるために必要かつ適切なサイズの機材は準備しておく．鎮静に携わるスタッフは気道合併症に対応できるように，気道を開通させ，BVM を用いた陽圧換気を行うことのできる技術を身に付けておくべきである．また吸引，気道確保のための器具（喉頭鏡や声門上器具），BVM，酸素がすぐに使えるようにしておく．

■ 循環管理，心肺蘇生

鎮静に携わるスタッフは，静脈路確保の技術を身に付けておく．また質の高い胸骨圧迫が施行でき，除細動器，AED が使用できるようにトレーニングを受けておくべきである．また誰にでもわかりやすいところに院内救急コールの番号を記し，速やかなアクセスを可能にしておく．救急カートもわかりやすい位置に配置し，スタッフ全員が位置を把握する必要がある．

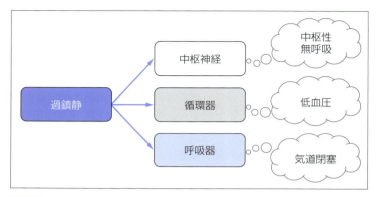

図1 過鎮静時に発生する合併症

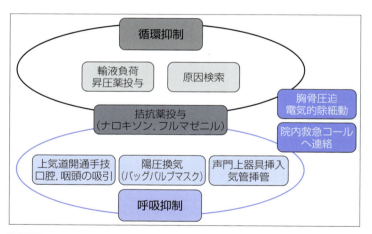

図2 過鎮静時の緊急対応

Point

- ☑ 鎮静時の緊急対応が必要となる状態は，主に呼吸抑制と循環抑制である
- ☑ 呼吸抑制に対しては，気道確保，酸素投与，陽圧換気を行う
- ☑ 循環抑制に対しては，血管収縮薬の投与や輸液と並行して，原因検索を行う
- ☑ 緊急時には，拮抗薬（ナロキソン，フルマゼニル）の使用も考慮する
- ☑ 拮抗薬や各種気道確保器具，除細動器などはすぐに使える環境にしておく

▶文献

1) Practice Guidelines for Moderate Procedural Sedation and Analgesia 2018: A Report by the American Society of Anesthesiologists Task Force on Moderate Procedural Sedation and Analgesia, the American Association of Oral and Maxillofacial Surgeons, American College of Radiology, American Dental Association, American Society of Dentist Anesthesiologists, and Society of Interventional Radiology. Anesthesiology. 2018; 128: 437-79.
2) Hinkelbein J, Lamperti M, Akeson J, et al. European Society of Anaesthesiology and European Board of Anaesthesiology guidelines for procedural sedation and analgesia in adults. Eur J Anaesthesiol. 2018; 35: 6-24.

〈古谷健太〉

Ⅲ-4　鎮静時に用意すべき救急カート

　鎮静時は呼吸，循環に異常をきたすことがある．これらに対応するために，以下の物品をカートに揃えておき，必要な際はすぐに使用できる環境を整えておく[1]．

■静脈ライン確保器具

　急変時には，循環作動薬や拮抗薬の投与が必要となる．静脈路確保のための物品（手袋，駆血帯，アルコール綿，滅菌ガーゼ，留置針，輸液，固定用テープ），注射針や各サイズの注射器（薬液準備，筋肉注射など）を入れておく．

■初期治療に必要な気道確保器具

　呼吸トラブルには，まず酸素および気道確保器具（バッグバルブマスク，経口および経鼻エアウェイ，潤滑剤）が必要となる．酸素ボンベあるいは酸素の中央配管，吸引の位置を把握しておく．また，分泌物や血液によって気道閉塞することもあるので，吸引カテーテルや吸引嘴管も常備しておく．

■声門上器具，気管挿管のための器具

　呼吸停止，酸素化不良の際には，声門上器具を用いた気道確保や気管挿管が必要となる．喉頭鏡（ブレード各種，ハンドル），気管内チューブ（ID 6〜8 mm），スタイレットは常備しておく．小児に対応している施設では，小児用のサイズも準備しておく．

■拮抗薬

　オピオイド受容体に作用する薬剤（ペンタゾシン，フェンタニル，モルヒネなど）にはナロキソンが，ベンゾジアゼピン（ミダゾラム，ジアゼパムなど）にはフルマゼニルが有効である．呼吸抑制，循環抑制いず

166

れも改善させる可能性がある．ただし頻脈，高血圧といった副作用や，時間が経過してからの再鎮静には注意が必要である．

■ 救急薬剤

循環器合併症に対しては，

- ▶ 心血管作動薬（アドレナリン，エフェドリン，バソプレシン，アトロピン，ニトログリセリンなど）
- ▶ 不整脈治療薬（ランジオロール，アデノシン三リン酸，アミオダロン，リドカイン）

などが必要である．

またアナフィラキシーショックに対応するため，抗ヒスタミン薬（ジフェンヒドラミン，クロルフェニラミン）やステロイド（ヒドロコルチゾン，メチルプレドニゾロン，デキサメタゾン）も常備する．また，鎮静薬，抗痙攣薬としてベンゾジアゼピン（ジアゼパム，ミダゾラム），低血糖対策としてブドウ糖液を常備しておく．

■ 除細動器

除細動器（AED でも可）は，鎮静を行う区画内に常備しておく．救急カートとセットにしてもよい．

■ 緊急連絡先

急変時には院内救急コールを行う必要がある．救急カートの見やすい場所に，救急部門への連絡先（電話番号など）がわかるような掲示を行っておくと便利である．

■ 適切なメンテナンス

せっかく作ったカートも，適切に管理されていないと，使用したい物品や薬剤がなかったり，期限切れで使用できなかったりする可能性がある．使用した場合の物品補充業務や，定期的なカート内容のチェックを行うための業務の割り当ても重要である．

■ スタッフの訓練

カートがあっても，使いこなせなければ意味がない．鎮静に携わるスタッフは，基本的な気道確保，心肺蘇生（胸骨圧迫，除細動），静脈ライン確保などの手技について，教育と訓練（ハンズオントレーニング）を受けておくべきである．

表1 鎮静時に必要な救急カート

静脈ライン確保器具	手袋，駆血帯，アルコール綿，滅菌ガーゼ，留置針，輸液，注射針（薬液準備，筋肉注射），骨髄針，各サイズの注射器，テープ
基本的な気道確保器具	酸素供給（ボンベもしくは中央配管），吸引，吸引カテーテル，ヤンカー型吸引嘴管，フェイスマスク，自己膨張型バッグバルブセット，経口および経鼻エアウェイ，潤滑剤
高度な気道確保器具	声門上器具，喉頭鏡（ハンドル，ブレード），気管内チューブ，スタイレット
拮抗薬	ナロキソン，フルマゼニル
救急薬剤	アドレナリン，エフェドリン，バソプレシン，アトロピン，ニトログリセリン（タブレットもしくはスプレー），アミオダロン，ブドウ糖液，ジフェンヒドラミン，ステロイド（ヒドロコルチゾン，メチルプレドニゾロン，デキサメタゾン），ベンゾジアゼピン，βブロッカー，アデノシン
蘇生器具	除細動器（AEDでも可）

(Practice Guidelines for Moderate Procedual Sedation and Analgesia 2018.
Anesthesiology. 2018; 128: 437-79[1] より引用改変)

III. 鎮静中の急変対応の注意点

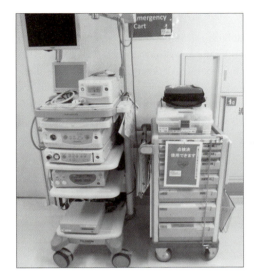

図1 救急カートの配置
救急カートは，鎮静を行う区画内にわかりやすく設置し，定期的に保守点検する必要がある．

💡 Point

- ✓ 鎮静時には，呼吸抑制，循環抑制に対処できる準備が必要である
- ✓ 救急カートには，静脈ライン確保のための器具，気道確保器具，拮抗薬や救急薬剤を入れておく
- ✓ 救急カートの定期的な保守点検，スタッフの訓練も重要である

▶文献

1) Practice Guidelines for Moderate Procedural Sedation and Analgesia 2018: A Report by the American Society of Anesthesiologists Task Force on Moderate Procedural Sedation and Analgesia, the American Association of Oral and Maxillofacial Surgeons, American College of Radiology, American Dental Association, American Society of Dentist Anesthesiologists, and Society of Interventional Radiology. Anesthesiology. 2018; 128: 437-79.

〈古谷健太〉

Ⅲ-5　過鎮静時の気道確保

　過鎮静の気道系の影響として,「舌根沈下による上気道閉塞」や「呼吸抑制」がある. 図1, 図2 のように,上気道閉塞の頭部後屈顎先挙上法や下顎挙上法は用手的気道確保の代表であり,呼吸努力も抑制される状態では,バッグバルブマスク換気を用いた用手換気が有効である. さらに,器具を用いた気道閉塞解除法として経口エアウェイや経鼻エアウェイがある.

頭部後屈顎先挙上法（head tilt chin lift）

　頭部後屈顎先挙上法は,片手を額にあて,もう片方の手の人差指と中

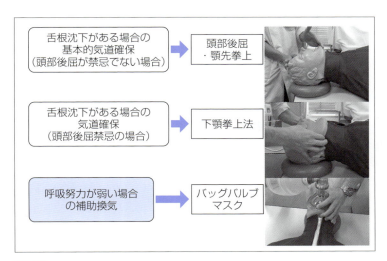

図1　過鎮静時の気道確保

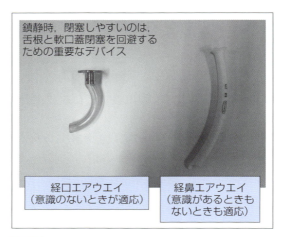

図2 エアウェイを使用して換気補助

指の2本をあご先にあて，持ち上げて気道確保する方法である．ポイントは，①指であごの柔らかい部分を押さない，②過後屈にしない，③頸髄損傷の疑われる場合は行わない，の3点である．特に①，②は小児において気道閉塞の新たな原因となるため，注意を要する．

下顎挙上法（jaw thrust maneuver）

下顎挙上法は，傷病者の頭側に位置して両手で顔をはさみ，固定し，指を使って下顎の部分だけを上に持ち上げる方法である．頸椎症の方や，頸髄損傷が疑われる場合に最も適した気道確保である．両手で顔をはさみこみ，顔と首を固定して後にそらさないため，首が動かず病状悪化を起こしにくくなる．気道開通に難渋する場合，経口エアウェイなどの補助が必要である．

頭部後屈顎先挙上法も下顎挙上法も，舌根沈下の介助を目的としている．この処置だけで気道閉塞が解除され，自発呼吸が戻ることもある．

また，頭部後屈顎先挙上は E-C クランプを用いたバッグバルブマスク換気法の気道確保の原理と共通である.

Point

- ☑ 過鎮静により舌根沈下を主とする上気道閉塞が起こる
- ☑ 過鎮静により呼吸抑制が発生する
- ☑ 用手的な気道開通法として頭部後屈顎先挙上法と下顎挙上法がある
- ☑ 器具を用いた気道開通法として経口エアウェイと経鼻エアウェイがある

▶文献

1) 南　敏明, 監修, 駒澤伸泰, 著. 麻酔科研修実況中継第 1 巻. 東京: 中外医学社; 2016.

2) Japanese Society of Anesthesiologists. JSA airway management guideline 2014: to improve the safety of induction of anesthesia. J Anesth. 28: 482-93, 2014.

3) 駒澤伸泰, 安宅一晃, 上嶋浩順, 他. 非麻酔科医を対象とした SED 実践セミナー（セデーショントレーニングコース）の展開 ―学習目標の作成を含めて―. 麻酔. 2014; 63: 582-5.

〈駒澤伸泰〉

Ⅲ-6　過鎮静時の心停止対応

鎮静管理における蘇生法習熟の必要性

　過鎮静や全身麻酔状態では，自発呼吸は停止し，上気道の閉塞が起こる．上気道閉塞を放置すると，呼吸原性心停止となり死亡する．なので，気道管理を行い，呼吸管理を行う．

　また，多くの鎮静・鎮痛薬は，心臓の働きを抑制するため，血圧を収縮期，拡張期ともに適切に維持する必要がある．手術侵襲によっても患者態は刻々と変化する．

　鎮静中から鎮静後まで，患者の生命を手術終了後まで維持する作業は「蘇生」に通ずるものがある．ゆえに，ASA-SED は鎮静担当者の蘇生法への習熟を強調している．

2015 年版の米国心臓協会（AHA）心肺蘇生（CPR）と救急心血管治療のためのガイドライン（ガイドライン 2015）の強調点

　日本もこの AHA のガイドラインに従って，蘇生指針がある．

　AHA-CPR ガイドライン 2015 は，　図1　に示すように胸骨圧迫の重要性を強調している．

　胸骨圧迫は，

　①回数は 1 分間に 100〜120 回以上のペース

　②圧迫は 5〜6cm の深さ

　③完全な胸壁の戻りの確認を行うこと

が推奨されている．

　さらに，除細動などの電気的治療や気道確保などにおける救命処置中

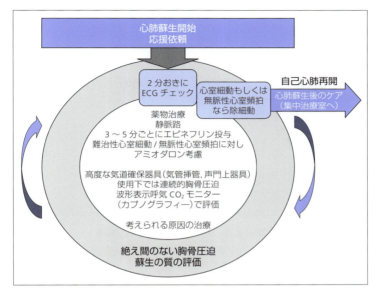

図1 過鎮静による心停止時の対応

も,胸骨圧迫中断時間を最小限にすべきであり,胸骨圧迫時間比を60％以上にするという具体的数値目標も設定された.すなわち,1分間のうち36秒以上は胸骨圧迫を行うべきである.

過鎮静による心停止時における声門上器具の可能性

鎮静の場合,過鎮静による循環抑制で心筋梗塞などの合併症が発生することもあるが,多くの場合,上気道閉塞や呼吸抑制を原因とする低酸素性心停止が原因となるため,気道確保が重要である.鎮静を行う場所は,手術室や救急外来のように設備が整っていないことも多く,図2に示す声門上器具などの使用が有効な可能性がある.

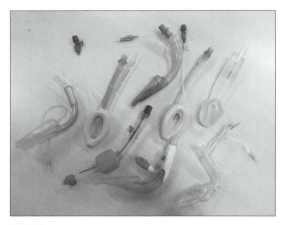

図2 過鎮静による心停止時には声門上器具
気道閉塞による低酸素性心停止が多い⇒気道開通機能が高い声門上器具が有効な可能性

Point

- 成人の胸骨圧迫のペースは 100〜120 回/min，深さは胸骨圧迫の深さ 5〜6cm
- 胸骨圧迫中断時間を最小限にする（胸骨圧迫時間比を全体の 60% 以上に）
- 高度な気道確保時の換気は 6 秒に 1 回（10 回/min）のペースで過換気は避ける
- 気管挿管や声門上器具などの気道確保がされていれば連続的胸骨圧迫が可能
- 上気道閉塞による低酸素性心停止なら何としてでも気道開通と酸素化が必要

▶文献

1) Mark SL, Lauren CB, Peter JK, et al. Part 7: Adult Advanced Cardiovascular Life Support: 2015 American Heart Association Guidelines Update for Cardiopulmonary Resuscitation and Emergency Cardiovascular Care. Circulation. 2015; 132: S444-64.

2) 駒澤伸泰, 羽場政法, 上嶋浩順, 他. 周術期に対応する ALS コース（ALS-OP）の提案. 日臨麻会誌. 2015; 35: 538-43.

3) 駒澤伸泰, 藤原俊介, 羽場政法, 他. 周術期二次救命処置トレーニング（ALS-OP）の開催経験. 麻酔. 2015; 64: 562-5.

〈駒澤伸泰〉

各論IV
院内の鎮静医療安全を高めるための訓練

IV-1 国際認証における鎮静医療安全の位置づけ

JCIとは

国際病院評価機構 Joint Commission International（JCI）[1] のことである．米国の病院機能評価（Joint Commission）の国際版で全世界でJCI認証を行っている．2018年4月現在，日本では25医療機関が認定されている．日本医療機能評価機構の認定と同様に考える人も多いと思うが，一言で違いを言えば，JCI認定は非常に難しく，3年ごとに更新が必要である．

安全な鎮静業務はJCIの重要評価項目

JCIの病院プログラムで14カテゴリー（大学プログラムで16カテゴリー）1,200以上の視点から審査が行われ，90％以上の合格でないと認定を受けられない．この審査カテゴリーの1つである，anesthesia and surgical care（ASC）部門のなかで求められる「安全な鎮静手順」は日本の医療状況と大きく異なり，麻酔と同様な安全な患者管理を求めている．

JCIにおける鎮静とは

JCIにおける中等度以上の鎮静業務は米国麻酔科学会の非麻酔科医のためのガイドライン[2]（以下，ASAガイドライン）を基本とし，麻酔と同等に考えられている．中等度鎮静とは患者の鎮静状態を3段階に分け，軽度鎮静，中等度鎮静，高度鎮静と定義して，Richmond Agitation- Sedation Scale（RASS）[3] の−3程度の鎮静状態を示す．さらに高度鎮静の延長が全身麻酔状態と鎮静から全身麻酔まで患者状態はシーム

レスという考えである.

鎮静業務

病院は次のような手順にて，中等度以上の鎮静管理を把握し，種々の部署におけるすべての鎮静管理を把握する必要がある.

1）病院全体の鎮静業務手順を統一する

内視鏡室や救急外来などの他部署でも鎮静手順を統一する.

2）鎮静状態の定義

RASS: -1，-2 を軽度鎮静，-3 以下を中等度から高度鎮静と定義することが多い.

3）鎮静・鎮痛に使用されている薬剤，使用されている部署を把握する

院内で使用されている鎮静薬・鎮痛薬，また鎮静が行われている部署を把握する. 鎮静薬・鎮痛薬の薬剤払い出し部署を追跡するとよい.

4）鎮静教育

BLS（basic life support）講習を受講した医療職において，鎮静講習会を実施する. 薬剤の薬理作用（効果，薬物動態，副作用など）と同時に拮抗薬の教育，また薬物の副作用に対する対処方法とともに，副作用が発現しやすい患者の合併症（肝機能障害，腎機能障害）また過度の鎮静となった場合の気道確保の方法を教育する.

5）鎮静権限の付与

鎮静教育を受講した医療従事者において鎮静権限を付与する. 例えば，軽度鎮静のみ可能，指導者のもと中等度以上鎮静可能，単独で中等度以上鎮静可能など，経験・知識ラダーによりそれぞれの権限を与える.

6）鎮静モニタリングの統一

心電図，心拍数，血圧，経皮的動脈血酸素飽和度（SpO_2），呼吸数，呼吸パターンなどを鎮静中は連続モニタリングする. 呼気終末二酸化炭

素分圧が測定できれば，なお良い.

7) 鎮静記録の収集と改善

鎮静薬を投与したら，収縮期血圧が 80mmHg 以下になった，呼吸数が 8 回以下になった，SpO_2 が一時的に 90％以下になったなど，恐らく鎮静薬を投与した経験がある医師であれば，そのような患者状態を経験していると思う．「鎮静薬を投与したから当然の結果である」で終わらせていたら，次に起こるのは重大事象である．そのような結果になる前に，危ない状態の一歩手前を把握することが求められる．鎮静における，早期安全介入である．そして，その頻度の高い部署や医師を再教育する.

鎮静手順

■鎮静を行うまでに

1) 鎮静の必要性の確認

施行する医療処置，患者管理において鎮静の必要性を確認し，医療記録に記載する.

2) 鎮静前患者評価と鎮静計画の立案

患者さんの既往歴，全身状態，気道確保に関するリスクなどを評価する．薬剤の代謝に関わる肝機能，腎機能，また投与後の交感神経抑制による状態への循環予備能なども評価し，鎮静・鎮痛薬の種類，初期投与量，初期投与量による有害事象への対処方法を計画する.

3) 鎮静の説明と同意

鎮静の必要性，鎮静計画，鎮静による可能性のある有害事象などを家族に説明して，書面にて同意を得る.

■鎮静実施時

4) 鎮静実施時のモニタリング開始と観察担当者の決定

モニタリング担当者は患者観察に専従する（処置は行わない）

5) 鎮静開始時のタイムアウト

鎮静薬投与前に鎮静の目的,患者さんの問題点,予定時間,過鎮静になったときの対応などを共有する.

6) 鎮静中は,モニタリング担当者は観察項目を全身麻酔と同様に最低5分ごとに記録する

患者処置を行っている医師と,コミュニケーション良く対応する.

■ **鎮静終了後**

7) 鎮静処置終了後管理

Post anesthetic care unit(PACU)での観察と同様に,バイタルをスコア化して回復期記録をつける.

8) 鎮静終了判断と申し送り

鎮静回復を判断した医師は,退室または退院可能状態である最終決定

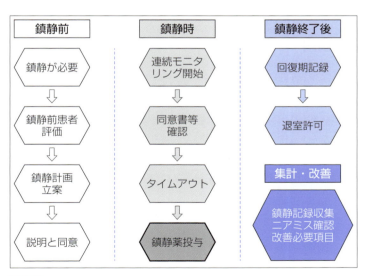

図1 JCI が求める安全な鎮静業務と手順

を行い，署名する．また，病棟に移動する場合はエスバー（SBAR）形式で申し送る．

常に Quality Improvement

種々の鎮静のインシデントを収集し，常に再教育や医師の配置など改善に務める．また，鎮静・鎮痛新薬が出た場合にも，使用開始前に最大効果発現時間，他の薬剤との相互作用，拮抗薬があるかなど教育を行う．

集中治療室などにおける持続鎮静時

1日最低1回は鎮静深度を確認して，病態における持続鎮静の必要性，薬剤投与量の増減計画，覚醒テストの可能性を検討し記録する．すなわち，鎮静バンドルを行う．

💡 Point

☑ 院内の鎮静業務を把握して，すべての部署で同じ手順で鎮静を行う

☑ 鎮静業務をする医療職には鎮静教育を行い，鎮静権限を付与する

☑ 鎮静前患者評価を行い，説明と同意をとる

☑ 鎮静前にタイムアウトを行い，鎮静中は患者状態を記録する

☑ 鎮静後は鎮静後の回復期記録をスコアを用いて記載する

▶文献

1) Joint Commission International. http://www.jointcommissioninternational. org/（2018/5/1）
2) Practice guidelines for sedation and analgesia by non-anesthesiologists. Anesthesiology. 2002; 96: 1004-17.
3) Sessler CN, Gosnell M, Grap MJ, et al. The Richmond Agitation-Sedation Scale: validity and reliability in adult intensive care patients. Am J Respir-Crit Care Med. 2002; 166: 1338-44.

〈野村岳志〉

IV-2 鎮静医療安全向上のために

現代の鎮静医療安全の現状

　消化器および呼吸器内視鏡検査や歯科治療，小児MRI検査など，鎮静が広く行われている．これらの鎮静は，内視鏡室など手術室以外で行われており，手術室や救急初療室のようなモニター設備，緊急時に必要な備品が十分備わっていないこともある．

　米国の調査では，鎮静に関する死亡は，手術室内より手術室外で行われた症例が多く，原因として呼吸原性が多いと報告されている．さらに，死亡原因として，実施される処置や検査に対する理解に比べて，鎮静・鎮痛に対する理解と副作用への備えが不足していることがあげら

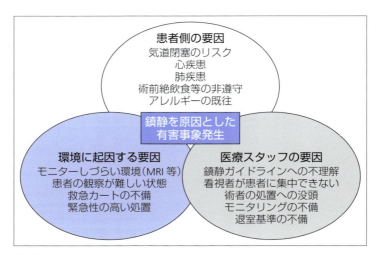

図1 鎮静医療安全向上

れ，適切なモニタリングで予防可能であったと判断されたものも多くある．

鎮静の有害事象の原因，システム改善の必要性

各領域の鎮静に関する医療安全の向上には，鎮静・鎮痛薬に対する知識や経験が豊富な麻酔科医と当該診療科の専門家が協力することが大切である．鎮静の有害事象の要因としては，①患者側要因，②環境要因，③医療スタッフ要因，があげられる 図1．

鎮静の医療安全の向上には，医療者個人の努力はもちろんだが，医療システムの改善が重要である．医療システム改善の例としては，ASA-SEDに準拠し，経皮的酸素飽和度，心電図に加えて，呼吸数やパターンに関する記載を義務づけることや，それぞれの病院における鎮静後の退室・退院基準の策定を行うことである．このように，医療者個人による鎮静に対する学習だけでなく，病院の医療安全システムの両方が重要である 図2．

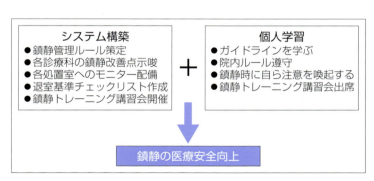

図2 鎮静有害事象の原因

Point

- [x] 鎮静の医療安全向上には個人の学習とシステムの改善が必要
- [x] 院内型のシミュレーション講習を行うことで多職種連携が推進する
- [x] 実際の医療現場でシミュレーションを行うとさまざまな問題点を発見できる
- [x] 鎮静の医療安全には多職種で安全を「創る」姿勢が大切
- [x] 鎮静時の院内急変対応システムの確立も重要

▶文献

1) 駒澤伸泰, 安宅一晃, 上嶋浩順, 他. 非麻酔科医を対象とした SED 実践セミナー（セデーショントレーニングコース）の展開 —学習目標の作成を含めて—. 麻酔. 2014; 63: 582-5.
2) 駒澤伸泰, 藤原俊介, 植木隆介, 他. 各領域における鎮静の医療安全にセデーションレーニングコースが貢献するには. 日臨麻会誌. 2014; 34: 281-5.
3) 駒澤伸泰, 藤原俊介, 南 敏明. 麻酔・救急領域における医療安全向上のためのシミュレーション教育の意義と課題. 日臨麻会誌. 2014; 34: 214-21.

〈駒澤伸泰〉

IV-3 鎮静多職種連携構築のための シミュレーション教育の意義

鎮静多職種連携構築のために

　各診療科それぞれに鎮静下に行う処置や検査の特性があり，主に使用される鎮静薬・鎮痛薬やその投与経路も異なる．ゆえに，各診療科の処置内容に特化した鎮静医療安全管理が必要である．

　さらに，鎮静の安全管理は医師だけでなく，メディカルスタッフの協力，看視も重要である．院内で実際の臨床業務を行うメンバー全員で，局所麻酔手術における鎮静などに関するモニタリング，危機管理，危機対応に関するシミュレーションを行うことで，医師・看護師間の相互の業務内容理解やコミュニケーションの推進，鎮静の医療安全に対するディスカッションを行うことができる．

ノンテクニカル育成のためのシミュレーション教育の意義

　ノンテクニカルスキルは，状況判断やコミュニケーション，協調性などのいわゆるテクニカルスキルでないもの全般を指す．

　人型シミュレーターを用いて行うシナリオ型シミュレーションは，多職種連携におけるノンテクニカルスキル獲得に有効という報告が多い．これらのシナリオ型シミュレーションが有効性を高める要素として，シナリオ終了後の振り返り（デブリーフィング）がある．自身のスキルだけでなく，チームで構築する連携スキルを評価しあうことで，多職種連携による医療安全関連のノンテクニカルスキルを育むことができる．

シミュレーション教育における PBLD とシミュレーターの比較

　鎮静トレーニングコースでは，上記のようなシナリオベースの人型シ

ミュレーターを用いたシミュレーショントレーニングだけでなく，problem-based learning discussion（PBLD）も多職種連携のための研修会に使用している．例えば，自病院や他病院の重篤な鎮静事故事例や危機的事例をPBLDの形式で提示する．そして，シナリオ進行時にそれぞれの職種からの判断をディスカッションする．このようなプロセスにより，自職種だけでなく，他職種の観点を獲得することができ，鎮静時の円滑なコミュニケーションや連携能力向上などのノンテクニカルスキル向上に役立つ．

このような多職種連携鎮静教育において，シナリオトレーニングにおいて人型シミュレーターとPBLDのどちらを選択するかは難しい． 表1 に，シナリオトレーニングにおける人型シミュレーターとPBLDの有効性の差異を述べる．気道管理トレーニングなどのテクニカルスキルの割合が高いものは人型シミュレーターが好ましい．しかし，鎮静前評価や，過鎮静トラブルなどの多職種が関与するものは人型シミュレーターでは再現が難しいことも多く，PBLDが有効な可能性がある．それぞれの学習目標，参加人数，経験レベルに合わせて適切な教育方法選択

表1 多職種連携のための方策

	人型シミュレーター	PBLD
臨場感	高い	低い（写真などを活用）
テクニカルスキル	獲得可能	獲得不可能
ノンテクニカルスキル	連携・コミュニケーション能力	臨床判断能力
参加人数	比較的限定	比較的多数
費用	比較的高い	安価
場所	シミュレーション室もしくは手術室内（in situ）	カンファレンス室で可能

（駒澤伸泰，南 敏明. 臨床麻酔. 2018; 42: 15-21[3] より引用[1]，一部改変）

IV．院内の鎮静医療安全を高めるための訓練

鎮静を行う場所に関連する全ての部署が参加する

①使用する鎮静薬
②使用するモニタリング
③使用する記録方法
④急変時対応
（救急カートの中身，緊急薬剤の評価）

多職種でガイドラインを検討し，
合意の上で医療安全を「創る」

図1 鎮静多職種連携訓練の目的

が必要である **表1**.

　鎮静多職種連携構築におけるシミュレーション教育の活用により，
図1 のような臨床現場での医療安全向上につながる.

💡 Point

- ☑ 多職種連携教育においてシミュレーション教育法は有効である
- ☑ 多職種連携に使用できるシミュレーションとして PBLD とシミュレーターがある
- ☑ PBLD とシミュレーターを用いたシナリオトレーニングの利点と欠点を理解し選択する
- ☑ 鎮静多職種連携教育の構築により，臨床現場での鎮静医療安全が向上する

▶文献

1) 植木隆介, 堀田牧代, 駒澤伸泰, 他. 手術室看護師を含めたセデーションコースの運営と課題 ―看護師に対する普及を考える―. 日臨麻会誌. 2014; 34: 269-74.

2) 駒澤伸泰. 教育工学に基づいた鎮静トレーニングコース（SED 実践セミナー）の改良―模擬患者を用いた評価型シナリオの導入―. 麻酔. 2017; 66: 996-1000.

3) 駒澤伸泰, 南　敏明. 周術期多職種連携推進についての提言～各病院で最高の周術期管理チームを創るために～. 臨床麻酔. 2018; 42: 15-21.

〈駒澤伸泰〉

IV-4 シミュレーションを用いた鎮静トレーニング

鎮静トレーニングコースの総合的学習目標

日本医学シミュレーション学会の鎮静委員会が開発した鎮静トレーニングコースは，

①患者術前評価と麻酔計画

②麻酔実行（患者監視モニターの装着を含む）

③麻酔の変更・追加（患者再評価を含む）

④処置終了後の患者評価

この4点をさまざまな角度から学習する．

コースを通じて強調することは 表1 に示すように，鎮静薬の危険性の理解，鎮静薬と鎮痛薬の相乗効果，患者ごとの鎮静深度評価，再鎮静への警鐘，使用薬剤の最大効果発現時間や半減期に対する理解，である．

鎮静トレーニングコースの概要

医学シミュレーション学会の鎮静トレーニングコースの内容は，基本的に4つのパートで構成される．医学シミュレーション学会が行うト

表1 鎮静トレーニングコースでの強調点

❶ 安全な鎮静薬は存在しない
❷ 鎮静薬と鎮痛薬は相乗効果がある
❸ 鎮静深度は患者で評価する（反応性は異なる）
❹ 拮抗薬は鎮静薬より作用時間が短く，再鎮静に注意！
❺ 薬剤は「投与後もっとも効果が強く出る時間」と「半減期」を理解しておく

レーニングコースは，医療職であればだれでも受講可能である．しかし，各施設内で通常の臨床メンバーと行うことが医療安全改善にはもっとも有効と考えている．

鎮静トレーニングコースは，

①講義

②薬剤名を記載したカードを用いた討議形式のカードシミュレーション

③マネキンを用いた基本的気道管理手技ハンズオントレーニング

表2 鎮静トレーニングコースの時間割1例

	学習目標
プレアンケート	● 学習ニーズと鎮静管理に関する疑問点の整理とインストラクターの共有
講義	● 米国麻酔科学会『非麻酔科医のための鎮静鎮痛ガイドライン』の解説 ● 医療システム改善の重要性を強調（院内コンセンサス，退室基準）
カードを用いたシミュレーション	● 鎮静薬と鎮痛薬，拮抗薬の分類，相互作用の把握，疑問点の解消とディスカッション
緊急時気道管理ハンズオン	● 呼吸状態の評価の意識づけ（呼吸パターン，回数，SpO_2 など），酸素投与法，スキルトレーナーを用いた基本的気道管理（バッグバルブマスク，ラリンジアルマスクを始めとした声門上器具）の習得
鎮静深度評価訓練	● 模擬患者とバイタルサインモニターを併用して鎮静深度の評価を行う
人型シミュレーターを用いたシナリオトレーニング	● 臨床での実践対応に関して人型シミュレーターを用いてシナリオベースでのトレーニング
ポストアンケートとディスカッション	● 鎮静の医療安全改善のために個人の改善点とシステム改善点を描出し，全体で討議を行う

（駒澤伸泰，他. 麻酔. 2017; 66: 996-1000[3]）より引用，一部改変）

④ノンテクニカルスキル育成目的のシミュレーション環境を用いたシナリオトレーニング

である.

それぞれのパートの工夫として,

①の講義は事前学習を推奨し,受講生間のディスカッションを重視する.

②のカードシミュレーションは,受講メディカルスタッフや初期臨床研修医から,薬剤のイメージがつきにくいという指摘があった.薬剤のイメージを高めるため薬品名だけでなく,さまざまな一般名でも記載を行い,アンプルなどの写真を掲載するようにしている.

③の気道管理トレーニングは,鎮静時の緊急対応も全ての医療従事者が協力して行うべきと考え,基本的気道管理を重視している.一般病棟や処置室などでの緊急時気道確保器具や酸素供給源の有無などについての討議を加えている.

④シミュレーション環境を用いたシナリオトレーニングでは,シミュレーターがない施設でも,インストラクターが模擬患者となることで,シミュレーション教育は可能である.これを模擬患者,という.模擬患者を用いたシミュレーションでは,模擬患者役が呼吸抑制やいびきを表現する.鎮静深度を評価するシートを用いて呼吸・意識・循環などを評価することができる.バイタルサインが出るモニターを提示することでより臨場感を増すことができる.また,前章で述べたような PBLD もシミュレーターや模擬患者が使用できない場合に有効である.

シナリオトレーニング施行前の注意事項

シミュレーション教育は,①医療従事者の訓練,②危機管理訓練および検証,③新規医療器具やシステム稼働の検証,などに用いられ,どれも鎮静危機管理に必要なスキル獲得に関連している.しかし,これらの教育を円滑に行うためには,事前学習が必須である.シミュレーション

教育の限界点として「基本的な知識獲得」があげられる．

その意味で，事前学習としての知識獲得とその確認として講義は必須である．

シミュレーション講習会は公募で受講するだけでなく，図1 のように院内で行う方が，鎮静医療安全に有効であり，その工夫として，
- 気道管理器具や鎮静薬の紹介は各施設の現状に合わせる
- 各領域（歯科，消化器など）での鎮静の問題点などを講義前にサマリーする

なども有効な可能性がある．

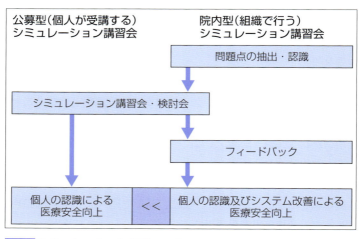

図1 シミュレーション鎮静コース

⚓ Point

- [x] 多職種・多診療科でシミュレーションを行うことで鎮静の医療安全のコンセンサス作成を行う
- [x] 鎮静トレーニングコースは各施設・各部署で独自に開催可能である
- [x] 鎮静トレーニングコースの気道管理は助けを呼ぶことと基本的気道管理を重視する
- [x] 模擬患者を用いたシミュレーションで鎮静深度の評価が可能になる
- [x] シナリオ前に鎮静計画を立案することで危険性の情報共有が可能となる

▶文献

1) 駒澤伸泰, 藤原俊介, 植木隆介, 他. 各領域における鎮静の医療安全にセデーショントレーニングコースが貢献するには. 日臨麻会誌. 2014; 34: 281-5.
2) 駒澤伸泰, 安宅一晃, 上嶋浩順, 他. 非麻酔科医を対象としたSED実践セミナー（セデーショントレーニングコース）の展開 —学習目標の作成を含めて—. 麻酔. 2014; 63: 582-5.
3) 駒澤伸泰, 羽場政法, 植木隆介, 他. 教育工学に基づいた鎮静トレーニングコース（SED実践セミナー）の改良〜模擬患者を用いた評価型シナリオの導入〜. 麻酔. 2017; 66: 996-1000.

〈駒澤伸泰〉

Ⅳ-5 鎮静トレーニングコースにおける気道確保の目的

基本気道管理の目標

鎮静トレーニングコースにおける気道確保の目的は，院内急変対応システムが到着するまでの5分間の緊急対応のための基本的な気道管理である．基本的気道管理のパートでは，上気道閉塞や呼吸抑制とは何か，どのように発見するのか，を再度強調する．

必須の手技は下記のものとしている．

①用手的気道確保法（triple airway maneuver, 頭部後屈顎先挙上，下顎挙上）

②バッグバルブマスクを用いた換気と換気補助方法と換気補助器具（2人法での換気，経口エアウェイ，経鼻エアウェイ，吸引）

③声門上器具については，紹介は必須であるが，対象によっては必ずしも施行する必要はない．

気道管理が可能なマネキンを使用換気と声門上器具や換気補助器具使用が可能であればよい（気道管理タスクトレーナーなど）．

学習者の習熟度に応じた対応

気道管理に習熟していない受講生を対象とした場合，声門上器具の練習よりも，酸素供給源の確認，バッグバルブマスクを用いた用手換気，経口や経鼻エアウェイを用いた舌根沈下の解除に重点を置いた方が有効だろう．

気道確保に熟練した学習者に対しては，「皆さんが施設で対応される場合は，どのように教えますか？」などという問いかけも，院内急変対応における緊急気道確保体制を考えさせる意味で有効なこともある．

IV. 院内の鎮静医療安全を高めるための訓練

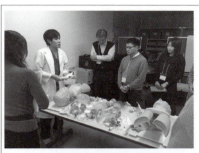

①呼吸の評価, 補助
SpO₂, 呼吸状態の評価, 経口エアウェイ, 経鼻エアウェイ, 酸素投与等

②呼吸停止の際の緊急処置
バッグマスク換気, 2人法, ラリンジアルマスク

▶▶目的
高度な気道確保手技ではなく, Call for help, 酸素ボンベ準備, 基本的な気道確保手技など
「Basic Airway Management」を学ぶ.

図1 鎮静コースの気道確保

鎮静トレーニングにおける気道確保セッションでの強調点

強調するポイントとして,
- 気道トラブルの際の call for help の重要性
- 酸素投与の重要性

を強調してほしい. それぞれの受講生のレベルに応じて,「緊急コールである call for help を行わないと救急カートが来ない」,「酸素ボンベの色は黒色」,「酸素マスクの投与酸素量と濃度」, について述べることも大切である.

Point

☑ 鎮静トレーニングコースの気道管理セッションの目標は基本的気道管理の習得

☑ 基本的気道管理とは，呼吸状態の評価，Call for help，酸素投与

☑ 緊急気道確保として，用手的気道確保，経口・経鼻エアウェイ，バッグバルブマスク使用は必須

☑ 気道管理に熟練した学習者に対しては，院内急変対応における緊急気道管理体制について話し合うことも有効

▶文献

1) 駒澤伸泰, 安宅一晃, 上嶋浩順, 他. 非麻酔科医を対象とした SED 実践セミナー（セデーショントレーニングコース）の展開 ―学習目標の作成を含めて―. 麻酔. 2014; 63: 582-5.

2) 駒澤伸泰, 安宅一晃, 讃岐拓郎, 他. 麻酔科が提供する鎮静管理の医療安全 ～ SED 実践セミナーの臨床応用～. 日臨麻会誌. 2016; 36: 334-8.

3) 駒澤伸泰, 羽場政法, 植木隆介, 他. 教育工学に基づいた鎮静トレーニングコース（SED 実践セミナー）の改良～模擬患者を用いた評価型シナリオの導入～. 麻酔. 2017; 66: 996-1000.

〈駒澤伸泰〉

IV-6 鎮静トレーニングコースにおける薬剤カードを用いたグループディスカッション

カードを用いたグループディスカッションの目標

カードを用いたグループディスカッションの目標は「各種薬剤の特徴，鎮静薬と鎮痛薬の相互作用を知ること」である．

方法論としては，図1 のようにその臨床現場で使用する可能性のある薬剤名を記したカードを用意する．イメージがつきやすいように薬剤写真や商品名を記すことも有効である．

内容は，シナリオを提示し，どのような薬剤でセデーションを行うか，を受講生間で討論することである．

目的は以下の4点を理解することである．

■鎮静薬と鎮痛薬の違い

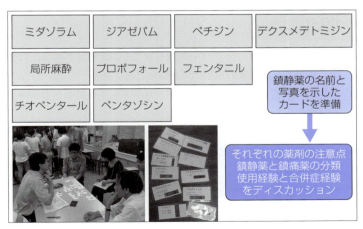

図1 鎮静コース薬剤シナリオ

- ▶適切な鎮静，鎮痛の評価
- ▶鎮静薬と鎮痛薬の相互作用
- ▶鎮静薬のさまざまな副作用（呼吸抑制，循環抑制）と患者評価

（特定領域コースの場合）各領域に特化した薬剤でカードを作成してもよい．

カードを用いたグループディスカッションの工夫

　カードを用いたグループディスカッションでは，症例提示を行い使用鎮静薬とその対策について，討議することも有効である．参加者の過去の鎮静・鎮痛薬使用時の経験に対するディスカッションやフィードバックも非常に有効である．

　施行時のポイントは，ディスカッショングループを作る際に，若手や特定の職種が発言できないような環境を作らないようにインストラクターが配慮することが望まれる．

💡 Point

- ☑ カードを用いたグループディスカッションの目標は各種薬剤の特徴，鎮静薬と鎮痛薬の相互作用を知ることである
- ☑ 薬剤名，商品名，写真などを載せたカードをインストラクターが作成する
- ☑ カードの内容はそれぞれの鎮静現場に即したものとする
- ☑ ディスカッション内容は，鎮静薬と鎮痛薬の違い，さまざまな副作用である
- ☑ 参加者が発言しやすいようにグループ分けを考慮する必要もある

IV. 院内の鎮静医療安全を高めるための訓練

▶文献

1) 讃岐拓郎, 杉岡伸悟, 駒澤伸泰, 他. 歯科医師を対象とした鎮静シミュレーション・コースの開発と課題. 日臨麻会誌. 2014; 34: 259-63.

2) 駒澤伸泰, 安宅一晃, 上嶋浩順, 他. 非麻酔科医を対象とした SED 実践セミナー（セデーショントレーニングコース）の展開 ―学習目標の作成を含めて―. 麻酔. 2014; 63: 582-5.

3) 駒澤伸泰, 安宅一晃, 讃岐拓郎, 他. 麻酔科が提供する鎮静管理の医療安全 ～ SED 実践セミナーの臨床応用～. 日臨麻会誌. 2016; 36: 334-8.

〈駒澤伸泰〉

IV.6 鎮静トレーニングコースにおける薬剤カードを用いたグループディスカッション

IV-7 鎮静トレーニングコースにおける シナリオトレーニングの意義

鎮静トレーニングコースにおける シナリオトレーニングの意義

　鎮静トレーニングにおけるシナリオトレーニングの意義は，鎮静に関する計画や安全管理を実行し，統合的なトレーニングを行うことにある．シナリオは実際の症例に基づいて，構築するのがいいだろう．

　使用シミュレーターは，モニターの出ないマネキンでもいい．ただし，その場合，ホワイトボードに記載するなどモニタリングを意識させる必要がある．高機能シミュレーターを用いる場合はできるだけ，シミュレーターから生体情報を取るようにインストラクターが注意する．鎮静深度の評価スキル獲得のためには，チェックリストを受講生につけてもらうのも有効である．それぞれの学習目標に合わせて，適宜シナリオを改変することをお勧めする．

　仮にシミュレーターが使用できなくても，前章で述べたように PBLD を用いたシナリオトレーニングは可能である．

鎮静トレーニングコースにおける シナリオトレーニングの強調点

　どのようなシナリオであれ，下記の5点を継続的に強調することが重要である．
- 鎮静を行う前の患者評価とリスク把握
- 鎮静施行時のモニタリング
- 鎮静における鎮静薬と鎮痛薬のバランスの重要性
- 鎮静施行時の呼吸抑制，停止とその対応

IV. 院内の鎮静医療安全を高めるための訓練

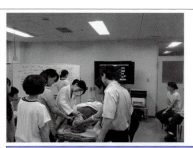

・PBLD もしくはシミュレーター，模擬患者を使用

▶▶目的
常に下記の5点を意識づけ
- 鎮静を行う前の患者評価とリスク把握
- 鎮静施行時のモニタリング
- 鎮静における鎮静薬と鎮痛薬のバランスの重要性
- 鎮静施行時の呼吸抑制、停止とその対応
- 鎮静施行後の回復時モニタリングの意義

図1 鎮静シナリオトレーニング

```
基本的な知識はシミュレーション教育で得られない
           ↓
事前学習が必須（本書等で基本的知識を得る）
           ↓
知識を機能的に活用するための訓練が
      シミュレーション教育法
```

図2 シミュレーション教育の限界点

■鎮静施行後の回復時モニタリングの意義

　術前鎮静計画や患者の合併症の評価を行う目的で，受講生がホワイトボードに問題点を書き出す方式を採用した．そして，鎮静開始前に「必要な鎮静深度の決定とリスクの把握」，「鎮静時のモニタリング」，「鎮静

時の注意点」をタイムアウトのように述べてもらうことでリスク把握と準備を意識づけることができる.

多くの場合,下記の3つのシナリオを基本として適宜回復および退室・退院基準についてディスカッションしている.

- ▶鎮静に鎮痛を加えることで安定するシナリオ
- ▶鎮痛に鎮静を加えることで安定するシナリオ
- ▶過鎮静による呼吸抑制が発生し気道確保および緊急コールが必要なシナリオ

💡 Point

- ☑ シナリオトレーニングでは鎮静を行う前の患者評価,リスク把握,鎮静計画を強調する
- ☑ シナリオトレーニングでは鎮静における鎮静薬と鎮痛薬のバランスの重要性を強調する
- ☑ シナリオトレーニングでは鎮静施行時の呼吸抑制,停止とその対応を強調する
- ☑ シナリオトレーニングでは鎮静施行後の回復時モニタリングの意義を強調する
- ☑ シナリオトレーニング実行には事前学習が必須である

▶文献

1) Komasawa N, Berg BW. Interprofessional simulation training for perioperative management team development and patient safety. J Periop Prac. 2016; 26: 250-3.

2) 駒澤伸泰, 安宅一晃, 讃岐拓郎, 他. 麻酔科が提供する鎮静管理の医療安全 ～ SED 実践セミナーの臨床応用～. 日臨麻会誌. 2016; 36: 334-8.

3) 駒澤伸泰, 羽場政法, 植木隆介, 他. 教育工学に基づいた鎮静トレーニングコース（SED 実践セミナー）の改良〜模擬患者を用いた評価型シナリオの導入〜. 麻酔. 2017; 66: 996-1000.

〈駒澤伸泰〉

IV-8 院内型鎮静トレーニングコースの必要性

　鎮静に関して，日々の臨床の中で学び，ガイドラインや書籍から知識をつけ，鎮静講習会に参加し勉強することは重要である．これらにより個人の知識は増えるが，学んだことを実践に取り入れ，改善するにはさらに大きなハードルがある．

改善に立ちはだかる問題点

　せっかく学んだのに臨床応用できないジレンマを感じたことはないだろうか．改善に立ちはだかる問題点は，①長年行われてきた独自のルールが医療従事者や施設に存在すること，②設備や物品が対応していないこと，③なんとなくうまく行っていると誤解していること，などである．特に③は重症である．鎮静という行為は，患者の不安を取り除く素晴らしい行為であるが，一歩間違えれば，重大な合併症や，死亡の可能性がある危険な行為である．鎮静による合併症や死亡の頻度は0％でなければいけない．

院内型鎮静トレーニングコースで標準化とチームコミュニケーションを促進

　これらを改善するためには，鎮静時の患者安全を病院のシステムとして作り込み（標準化），いざという時に対応できるチームを育成する（チームコミュニケーションの促進）必要がある．これらを解決する1つの方法として院内型鎮静トレーニングコースの開催を提案する．

院内型鎮静トレーニングコースの利点

- 施設固有の問題（ルールや設備）を参加者全員で共有することができる.
- 参加者全員で同じ目標を共有することができる.
- 標準化されたルールを作成する機会になる.
- 設備や物品の改善を検討する機会になる.
- 同じ施設内の受講生とディスカッションを行うことで実践的なチームコミュニケーションが促進される.
- 個人の鎮静処置の知識を増やす.
- 急変時対応を学ぶ機会になる.

院内型鎮静トレーニングコースを開催するには

　問題点は,「院内型鎮静トレーニングコースをどのように開催するか？」ではないだろうか.

　前述の鎮静講習会の内容を自施設で展開するのも1つの方法である. 自施設で展開することを目的として, シミュレーションコースを受講するのも良い. 通常行われている鎮静コースを単一施設で行うのも良い. 筆者が参加している日本医学シミュレーション学会の鎮静委員会では鎮静コース受講後アンケートを解析し[1,2], ニーズのある院内型鎮静指導者養成コースの開催も行った.「院内型鎮静トレーニングコースをどのように開催するか？」という問題点も, 中心となる医療従事者の熱意と工夫により, 解決可能な段階に来ている. これまで筆者が経験した中でのアドバイスは, 医師が問題意識を持って取り組む場合はその医師が中心となり院内型トレーニングコースを開催するのが良い. 看護師やコメディカルが問題意識を持って取り組む場合はファシリテーターを外部にお願いすることで, 医師−看護師間の権威勾配を少なくすることができる. これらによりディスカッションする空間を作りやすくなり, 標準化

を勧めることができる．ぜひ，明日の患者安全のために問題意識を持っている医療従事者は院内型鎮静トレーニングコースを開催して欲しい[3]．

> 💡 **Point**

☑ 現場を改善する方法として院内型鎮静トレーニングコースの開催が今後求められる

☑ 「院内型鎮静トレーニングコースをどのように開催するか？」という問題点も，熱意と工夫により解決可能な段階に来ている

▶ 文献

1) 駒澤伸泰, 羽場政法, 植木隆介, 他. 教育工学に基づいた鎮静トレーニングコース（SED 実践セミナー）の改良～模擬患者を用いた評価型シナリオの導入～ 麻酔. 2017; 66: 996-1000.
2) 駒澤伸泰, 藤原俊介, 植木隆介, 他. 各領域における鎮静の医療安全にセデーショントレーニングコースが貢献するには. 日臨麻会誌. 2014; 34: 281-5.
3) Komasawa N, Berg BW, Minami T. In-hospital simulation training is needed for medical safety improvement. Am J Emerg Med. 2017; 35: 1198.

〈羽場政法〉

IV-9 院内鎮静トレーニングコースの学習目標の設定

　ここでは学習目標の設定方法を2つに分ける.

▶一般的な学習目標を設定する.

▶現状と理想のギャップを認識し，学習目標を設定する.

　一般的な学習目標を用いる方が院内鎮静トレーニングコースを開催しやすい．学習目標の設定から行うことは手間がかかるが，効果は高い.

一般的な学習目標を設定し，院内トレーニングコースを開催する

　一般的な学習目標は以下のようなものがあげられる.

▶鎮静のための患者の事前評価ができる.

▶鎮静計画を立てることができる.

▶自施設で使用している薬剤の知識を身につけ，実際にその知識を生かすことができる.

▶鎮静状態の評価ができる.

▶不十分な鎮静状態を安定した鎮静状態にできる.

▶通常の呼吸と異常な呼吸を判断することができる.

▶循環動態の問題を指摘することができる.

▶一般的な蘇生処置 BLS ができる.

▶高度な蘇生処置 ACLS ができる.

▶退室基準を患者に適応することができる.

　などがある.

　その他，ASA15 の項目を参考にすると学習目標を作成しやすい．それぞれの項目において，シミュレーションやディスカッションを交えて

学ぶ事により，能動的な学びとなる.

現状と理想のギャップに対し学習目標を設定する

　効果的なトレーニングコースを開催するためには，現場の状況を正確に認識し，ガイドラインなどから理想の状況を設定し，ギャップを認識する．ギャップを認識できれば，受講生は何を学ぶかを理解することができ，学習効果をあげることができる[1].

　最も難しく，最も重要なのは，最初のステップ「現状の把握」である．現状を把握するためには「現地現物」が有効である．頭の中で問題点を考えても，一般的な問題点しか出てこない．現場に出て，現場の施設や状況を確認し，現場の人間から直接話を聞く．何度も現場に足を運ぶと，新たな発見が見つかる.

　現場にシミュレーターを持ち込んでシミュレーションを行うことも効果的である．トレーニングを行いながら，現状を把握することができる．受講生にとって安全な環境（ここでの安全な環境とは，「患者」ではなく「シミュレーター」を用いる事により，間違った処置を行った際に，不安や責任を感じない環境）で行う事により，能動的な学びが促進される．また，進行の際には「誰の問題か？」という視点ではなく，設備，物品，人員配置，ルールの中で問題点を探すとディスカッションがうまく行くことが多い.

コラム　「現地現物」

　自動車の会社トヨタで考え出された問題解決方法．机の上や頭の中だけで考えたり判断するのではなく，実際に現場に足を運び，現場の事実に基づいて考える．問題を解決し，困難を乗り越えるための答えは，必ず現場にある，という考え方．産業界の考え方であるが，医療業界も取り入れるべきである.

対応手段を考える時には 2 つの視点で

学習目標が設定できれば，学習目標達成後，どのような対応手段を行うかを考える．対応手段は大きく分けて 2 つある．1 つは標準化でありもう 1 つはチームワークである．

標準化の 1 例は，マニュアルや基準の作成，人員の配置である．日常的に存在する問題や日々の業務を安全に行うために仕事の標準化は必須である．学習目標が標準化を目指すものであれば，システムやルールを議論できる講習会を作成する．

チームワークは日常業務の中で常に必要であるが，想定される頻度の少ない事態になった時に，より強く発揮される．想定される頻度の少ない事態は，突然の呼吸停止や投与薬剤によるアレルギー症状などがあげられる．これらはシミュレーターを用いたシナリオトレーニングが有効である[2]．

是非，自分の可能な方法を選び，自施設で能動的な学びの場を作成して欲しい[3]．

 Point

- 一般的な学習目標の設定は容易である
- 現場と理想のギャップを学習目標に設定することは難しいが学習効果が高い
- 学習目標が標準化であるかチームワークであるかを考慮し講習会内容を組み立てる

▶文献

1) 羽場政法, 駒澤伸泰, 上嶋浩順, 他. ノンテクニカルスキル習得のためのシミュレーション教育の意義 ―The ANTS System の紹介―. 日臨麻会誌. 2015; 35: 533-7.

2) 駒澤伸泰, 安宅一晃, 上嶋浩順, 他. 非麻酔科医を対象とした SED 実践セミナー（セデーショントレーニングコース）の展開 ―学習目標の作成を含めて―. 麻酔. 2014; 63: 582-5.

3) Komasawa N, Berg BW, Minami T. In-hospital simulation training is needed for medical safety improvement. Am J Emerg Med. 2017; 35: 1198.

〈羽場政法〉

巻末資料

	巻末資料

米国麻酔学会『処置目的の中等度鎮静に関するガイドライン2018年度版』のまとめ

　2018年3月に『処置目的の中等度鎮静に関するガイドライン』が米国麻酔学会から発表された．この本の基本となっている2002年度版ガイドラインに比べると，処置に対する中等度鎮静というように範囲は絞られているが，内視鏡処置や局所麻酔下手術での対応として重要なので，その概要を提示する．

　処置時の中等度鎮静ということで，鎮静全般を対象とした2002年度版に比して，より鎮静前評価や薬剤投与，緊急対応が具体化していることがあげられる．

項目	具体的内容
1. 鎮静前患者評価	● 過去の病歴把握や患者家族への問診（主要臓器，鎮静既往，麻酔管理等での気道管理困難，過去の鎮静や麻酔での合併症，薬物内服状況，アレルギー，喫煙や飲酒習慣） ● 焦点を絞った身体検査（バイタルサイン，心臓，肺，気道評価など） ● 血液検査データの把握 ● 可能なら数日から数週間前に施行 ● 鎮静直前に所見を確認
2. 鎮静前 患者準備と同意	● 必要なら患者の病態に適した他科コンサルテーション ● 全身合併症や気道管理困難が予測される場合は麻酔科医に相談 ● 患者や法定代理人に危険，利益，限界，ほかの選択肢を説明し同意を得る ● 患者や法定代理人に鎮静前日に十分な時間の絶飲食時間を置くように説明する ● 鎮静当日に最終経口摂取時間と内容を評価する ● 緊急状況の場合，絶飲食時間の問題だけで中等度鎮静を遅らせてはいけない

巻末資料

項目	具体的内容
3. 術前絶飲食	●清澄水 2 時間，母乳 4 時間，人工乳・調整粉乳・軽食は 6 時間，揚げ物や脂分の多い食事はそれ以上の時間を空ける ●ルーチンで投与する前投薬の推奨はない
4. モニタリング	**換気と酸素化のモニター** ●定期的に，口頭指示への反応を評価する ●歯科症例などで口頭による返答が不可能な場合，口頭指示に対するジェスチャーなどで評価する ●継続的に患者の換気能を定量的に評価する ●アラームのついたパルスオキシメトリーを用いる ●禁忌でない限り，カプノグラム（呼気二酸化炭素モニタリング） **循環動態のモニター** ●鎮静前に目標血圧を決定する ●禁忌を示さない限り，血圧と心拍数を定期的に測定 ●著しい心臓血管病患者のために心電図検査 ●モニター記録は，最低でも，①鎮静前，②鎮静薬投与後，③処置中に定期的に，④回復期の最初，⑤退室直前，の 5 点は行う
5. 鎮静担当者	●術者以外に，患者をモニターするための鎮静担当者を配置する ●鎮静担当者は無呼吸や気道閉塞の把握および救援依頼を行う ●患者が安定になれば比較的重要でない中断可能な仕事を手伝っても良い
6. 補助酸素	●手技や処置に対して禁忌でない限り，補助酸素を使用する
7. 緊急対応	**システム面** ●ベンゾジアゼピンやオピオイドに対する拮抗薬投与が可能 ●適切な大きさの気道確保器具が使用可能 ●二次救命処置などの急変対応が即時依頼可能

米国麻酔学会『処置目的の中等度鎮静に関するガイドライン2018年度版』のまとめ

項目	具体的内容
7. 緊急対応 （つづき）	鎮静現場の医療者に求められること ● 使用鎮静薬と他薬剤等との相互作用について理解している ● 最低でも1名が患者の気道開通が可能で陽圧換気ができる ● 吸引，高度な気道管理器具，陽圧換気器具，補助酸素が迅速に使用できる ● 点滴確保ができる ● 胸骨圧迫ができる ● 二次救命処置などの急変対応の連絡先を理解している
8. 薬剤投与	● 鎮静薬を静脈内投与する場合は，処置中および呼吸循環抑制リスクがなくなるまで静脈ラインを維持する ● 静脈以外から鎮静薬投与を行った場合，静脈路確保が可能としておく ● 薬物処方は効果を評価するため，十分に間隔を置いて用量を漸増する ● 静脈以外から鎮静薬投与を行う場合追加投与までに十分な時間間隔を取る 全身麻酔用でない薬剤（ベンゾジアゼピンやデクスメデトミジンなど）の場合 ● 不安を減少させる鎮静薬と痛みを緩和する鎮痛薬を合わせて処方する ● デクスメデトミジンはベンゾジアゼピンの代わりに有効な可能性がある 全身麻酔用薬剤（プロポフォールなど）の場合 ● 投与経路および目指す鎮静度に関わらず全身麻酔と同等の監視を行う ● 不意の深い鎮静や全身麻酔状態に陥った場合に救助できるようにする
9. 拮抗薬	● ベンゾジアゼピンやオピオイド投与の場合，拮抗薬を迅速に処方可能とする ● 患者が低酸素状態に陥った場合，①深呼吸を行うように促す，②補助酸素を投与する，③自発呼吸が不十分な場合陽圧換気を行う

項目	具体的内容
9. 拮抗薬 （つづき）	● 気道管理，自発呼吸，陽圧換気が不十分な場合，拮抗薬を投与する ● 拮抗薬投与後は，再効果発現による心肺抑制を防ぐために十分な時間観察する ● 拮抗薬を全例に投与するような鎮静プロトコールを作成するべきではない
10. 回復期のケア	● スタッフと設備のあるスペースで鎮静前の意識レベルに回復し，心肺抑制の危険がなくなるまで観察する ● 患者が低酸素の危険性がなくなるまで酸素化を持続的にモニターする ● 退室退院まで定期的に換気と循環を観察する ● 中枢神経系と呼吸循環抑制の危険を最小限にするための適切な退院基準を設ける
11. 医療安全構築 のためのプロ セス	● 国・地域・病院での鎮静副作用や問題点報告による鎮静の質向上システムの稼働 ● 院内急変対応システムなどの緊急対応システムの整備 ● シミュレーションなど連携強化に基づいた鎮静医療安全文化の創造

あ と が き

　さて，これで鎮静の医療安全に対するポケットマニュアルは終わりです．おそらく，この後，皆さんは，さまざまな院内検討会や講習会を開催されていくと思います．この書が，鎮静管理の医療安全向上に対する多職種連携アプローチを開始するきっかけとなれば幸いです．

　私は，2011 年より医学シミュレーション学会の先生方とともに米国麻酔学会の鎮静・鎮痛ガイドラインの翻訳を行いました．2012 年から，シミュレーショントレーニングのスキルを用いて，鎮静トレーニングコースを奈良県立総合医療センター集中治療科の安宅一晃部長，国保日高総合病院の羽場政法部長ともに開発，開催してきました．2018 年10 月現在 1,200 名以上の医師・看護師をはじめとする医療従事者に受講いただいています．

　この鎮静トレーニングコースを開催していて気付いたことは，「鎮静が行われる場所，診療科はさまざまであり，鎮静の医療安全向上には多職種間のコンセンサスが必要」ということです．すなわち，単独の診療科，職種だけが安全を唱えても安全性は向上しません．全ての職種・診療科が鎮静の危険性を認識し，多職種連携で「鎮静の医療安全を創る」ことが求められているのです．この本が各領域での鎮静医療安全向上にお役に立てれば幸いです．

　このような鎮静ポケットマニュアルの作成に関し，監修をいただきました安宅一晃先生に心より感謝申し上げます．さらに，中外医学社企画部五月女謙一様，編集部歌川まどか様にも心より御礼申し上げます．

編著者　記

索 引

あ行

アゴニスト	90
アドレナリン	97
アナフィラキシー	18
アレルギー	47
アンタゴニスト	90
意識レベル	7
一次救命処置	9
いびき	29
医療スタッフ要因	187
インターベンション	119
インドシアニングリーン	88
院内型トレーニングコース	208
院内急変対応システム	152, 156
院内迅速対応システム	9
院内鎮静トレーニングコース	211
インフォームドコンセント	24
嘔吐	22

か行

回復期	19
下顎挙上法	171, 172
拡散障害	62
過鎮静	161
過鎮静時	153
カテーテル検査室	119
カプノグラム	7, 8

換気	7
換気血流比不均衡（死腔）	62
環境要因	187
介護者	77
患者側要因	187
気管支鏡	127
気管挿管	166
拮抗薬	16, 90
気道確保	47
気道閉塞	29
吸引	164
吸気時喘鳴	155
救急カート	166, 169
救急部の処置	11
胸骨圧迫	174
局所感染	84
局所浸潤麻酔	95
局所麻酔薬中毒	97
記録用紙	41
緊急連絡先	167
軽度鎮静	180
経皮的冠動脈形成術（PCI）	12
経皮的血管形成術（PTA）	12
経皮的酸素飽和度（SpO_2）	86
血管外漏出	84
高血糖	56
喉頭痙攣	12
高度鎮静	180

呼吸数低下	156	静脈ライン	166
呼吸抑制	2, 24, 161	除細動器	167
国際病院評価機構	180	処置目的の中等度鎮静に対する	
コミュニケーション	136	ガイドライン	216

さ行

最小限鎮静	3	心筋梗塞	175
作動薬	90	神経ブロック	95
酸素化	8	人工乳	21
酸素投与	61	侵襲度	4
シーソー呼吸	65	心臓カテーテル検査 / 処置	11
歯科	110	心停止	3
歯科処置	11	心電図	7
歯科治療恐怖症	110	睡眠時無呼吸	29
シナリオトレーニング	206	精神的状態	76
脂肪乳剤	97	清澄水	21
シミュレーション	188	声門上器具	166
シャント	62	全身麻酔	3
術後酸素投与	66	せん妄	55, 56
術前絶飲食	24	相乗効果	33
術前認知機能低下	56	塞栓術	12
循環動態	8		

た行

循環抑制	24, 162
障がい者	110
消化管内視鏡	116
上気道閉塞	175

退室基準	187
退室許可基準	71
退室退院基準	24
タイムアウト	183
小児	11	多職種連携	188
小児処置鎮静	138	チームコミュニケーション	208
小児の鎮静	12	中枢神経疾患	56
上部消化管 ESD		中等度鎮静	2, 4, 180
（内視鏡的粘膜下層剥離術）	11	中等度鎮静 / 鎮痛	3
鎮静医療安全	186	調整粉乳	21
静脈炎	84	鎮静	2
		鎮静下	11

索引

鎮静教育	181
鎮静計画立案	26
鎮静権限	181
鎮静実行	26
鎮静状態	36
鎮静状態の評価	36
鎮静深度	3
鎮静トレーニングコース	189
鎮静前患者説明	24
鎮静の連続性	6
鎮静前の不安	76
鎮静薬	16
鎮痛	2
鎮痛状態	36
鎮痛状態の評価	36
鎮痛薬	16
低血糖	56
低酸素血症	8
滴定投与	33
デブリーフィング	189
伝達麻酔	95
頭部後屈顎先挙上法	171

な行

内視鏡診療	11
内視検査 / 処置	11
ナロキソン	18
二次救命処置	9
ノンテクニカルスキル	105

は行

バッグバルブマスク	81, 157, 171, 198

パニックカード	135
パルスオキシメーター	7, 8
バルビツレート	32
搬送	104
非麻酔科医のための鎮静・鎮痛薬投与に関する診療ガイドライン	2
表面麻酔	95
不穏	55
深い鎮静 / 鎮痛	3
フルマゼニル	18, 32
プレセデックス	32
プロポフォール	32
米国心臓協会（AHA）心肺蘇生（CPR）と救急心血管治療のためのガイドライン	174
米国麻酔科学会	15
閉塞性睡眠時無呼吸	76
ベンゾジアゼピン	32
ペンタゾシン	32
放射線検査 / 処置	11
母乳	21
ホメオスタシス	61

ま行

メチレンブルー	88
モニタリング	6, 44

や行

薬理学的拮抗	163

ら行

リスク評価	26

欧文

ABCD	155
ACLS	9
ASA15	211
ASA PS	76
BLS	9
BPS（behavioral pain scale）	39
call for help	199
ERCP（内視鏡的逆行性胆管膵管造影）	12
JCI（Joint Commission International）	ii, 180
MRI	12
MRI 鎮静	144
PBLD（problem-based learning discussion）	190
PEA	112
RASS（richmond agitation sedation scale）	38, 58, 180
RRS	9

鎮静ポケットマニュアル　　　　　　　　ⓒ

発　行	2018 年 11 月 10 日　1 版 1 刷

監修者	安宅一晃

編集者	駒澤伸泰

発行者	株式会社	中外医学社
	代表取締役	青木　滋

〒 162-0805　東京都新宿区矢来町 62
電　話　　（03）3268-2701（代）
振替口座　　00190-1-98814 番

印刷・製本 / 三和印刷（株）　　　　　＜ KS・MU ＞
ISBN978-4-498-05542-1　　　　Printed in Japan

JCOPY ＜（社）出版者著作権管理機構 委託出版物＞

本書の無断複写は著作権法上での例外を除き禁じられています．
複写される場合は，そのつど事前に，（社）出版者著作権管理機構
（電話 03-3513-6969，FAX 03-3513-6979，e-mail: info@jcopy.
or. jp）の許諾を得てください．